TRAITÉ

HISTORIQUE ET PRATIQUE

SUR LES DENTS

ARTIFICIELLES INCORRUPTIBLES.

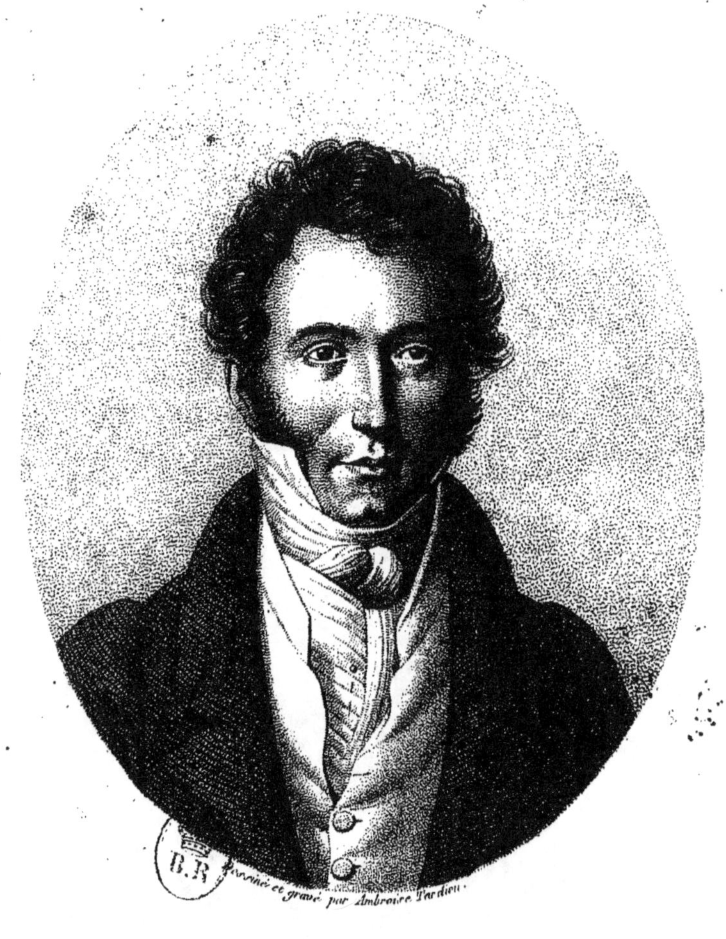

AUDIBRAN DENTISTE,

Breveté du Roi.

TRAITÉ

HISTORIQUE ET PRATIQUE

SUR LES DENTS

ARTIFICIELLES INCORRUPTIBLES,

CONTENANT

LES PROCÉDÉS DE FABRICATION ET D'APPLICATION.

PAR JOSEPH AUDIBRAN,

CHIRURGIEN-DENTISTE, BREVETÉ DU ROI.

Ouvrage approuvé par la Société de Médecine.

L'empirique fait de tout un secret ;
mais l'artiste donne de la publicité
aux inventions utiles.

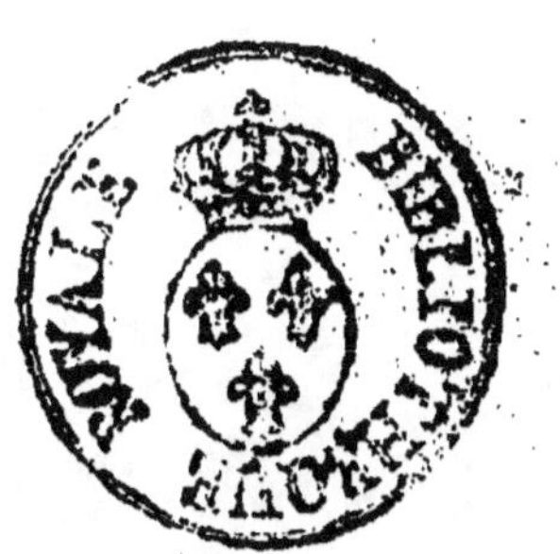

A PARIS,

CHEZ
- L'AUTEUR, rue de Valois, n°. 2, près la place du Palais-Royal.
- GABON, libraire, rue de l'École de Médecine.
- MÉQUIGNON-MARVIS, libraire, même rue, n°. 3.
- CROULLEBOIS, libraire, rue des Mathurins Saint-Jacques, n°. 17.

1821.

A Monsieur ALIBERT,

Premier Médecin ordinaire du Roi et Chevalier de ses Ordres, Médecin en Chef de l'hôpital Saint-Louis, de l'Académie Royale de Médecine, etc.

Monsieur,

C'est moins à celui qui occupe le rang le plus distingué dans la Hiérachie Médicale, qu'au savant, qui jouit d'une réputation Européenne, au philosophe qui cultive avec succès toutes les branches des connaissances humaines que je dédie ce

Traité. Rien, Monsieur, de ce qui intéresse la science, le bonheur et la santé de l'homme ne vous est étranger; le désir d'être utile, même lorsqu'il est dépourvu des moyens de l'être est toujours sûr d'être accueilli par vous avec bienveillance; que de motifs d'encouragement n'avais-je pas pour placer mon faible ouvrage, sous la protection de votre haute renommée; à ces motifs généraux s'en joignent de particuliers, puisés dans le sentiment de la reconnaissance pour les marques d'intérêt que vous avez eu la bonté de m'accorder : j'ose donc me flatter, Monsieur, que vous voudrez encourager par votre indulgence, mes efforts pour perfectionner l'art salutaire que j'exerce, et croire aux profonds sentimens de respect, et d'admiration, que vous a voués pour la vie,

Monsieur,

Votre très-humble
et très-obéissant serviteur,
AUDIBRAN.

Paris, le 1er. janvier 1821.

Paris, le 29 mai 1821.

Le Secrétaire-général de la Société de Médecine de Paris ,

A Monsieur AUDIBRAN, Chirurgien-Dentiste, à Paris.

MONSIEUR,

La Société de Médecine avait chargé une commission de l'examen du *Traité historique et pratique sur les Dents artificielles incorruptibles , contenant les procédés de fabrication et d'application*, que vous lui avez présenté. Cette commission, composée de MM. Dubois-Foucou, Grand-Champ, Pelletier et Duval, a fait son rapport dans la séance du 15 de ce mois.

La compagnie, Monsieur, a vu avec bien de l'intérêt, les efforts que vous aviez tentés jusqu'ici pour agrandir le champ de la prothèse dentaire; et en applaudissant aux résultats très-satisfaisants que vous avez obtenus, elle a loué la résolution que vous aviez prise de publier les procédés de fabrication des Dents artificielles.

J'ai fait faire une copie certifiée du rapport, afin que vous puissiez en disposer.

Quant aux épreuves des Dents incorruptibles, elles sont

déposées aux archives: toutefois, s'il vous était agréable
de reprendre ces pièces, je les tiendrais à votre disposition.

Je suis bien flatté, Monsieur, d'avoir à vous exprimer
la bonne opinion que la Société a conçue de votre travail.
Trouvez bon, je vous prie, que je joigne à ce suffrage,
l'expression des sentimens d'estime avec lesquels

J'ai l'honneur d'être,

Votre très-humble,
NACQUART.

SOCIÉTÉ DE MÉDECINE DE PARIS,

Séant à l'Hôtel du Département.

Séance du 15 mai 1821.

PRÉSIDENCE DE M. MARC.

LA Société nous a chargés, MM. Dubois-Foucou, Grandchamp, Pelletier et moi, de lui rendre compte d'un manuscrit que se propose de faire imprimer M. Audibran, dentiste bréveté du Roi ; il a pour titre : *Traité historique et pratique sur les Dents artificielles, incorruptibles, contenant les procédés de fabrication et d'application.*

En publiant ce Traité, l'auteur n'a eu d'autre but que de faire connaître à ceux qui veulent entreprendre la fabrication des dents artificielles incorruptibles, quelles sont les compositions avec lesquelles il a essayé et réussi à faire de ces dents, pour imiter, le plus possible, non pas seulement la forme des dents naturelles, mais spécialement leurs divers degrés de couleur.

Pour y parvenir , il a dû connaître et répéter tout ce qui avait été fait avant lui , c'est-à-dire, qu'il a opéré d'abord d'après les procédés publiés ou rendus tels par une tradition orale , et qu'ensuite il s'est livré à des expériences qui lui ont donné occasion de comparer les dents qu'il compose , avec celles dont quelques Dentistes tiennent encore la composition ensevelie dans l'ombre du mystère.

Le travail de M. Audibran se divise en cinq Sections : dans la première , il s'arrête à quelques détails sur l'origine et les progrès de l'art du Dentiste chez les Anciens et les Modernes , et il n'oublie point de faire connaître que les Français en ont étendu les limites , soit par leurs travaux anatomiques , soit par la perfection qu'ils ont mise dans leurs procédés opératoires. Toutefois , il rend à l'étranger la justice qui lui est due , et notamment à Hunter et à Fox.

La seconde Section contient l'histoire des divers moyens dont on s'est servi pour remplacer les dents qu'on a perdues , ce qui conduit notre auteur à parler de l'invention des dents de porcelaine , et de leurs degrés de perfection. Déjà il y a près d'un siècle , Fauchard , que M. Audibran appelle le créateur ou restaurateur de la chirurgie dentaire , avait senti la nécessité de faire des dents artificielles qui ne fussent point susceptibles de s'altérer par leur séjour dans la bouche, et il avait proposé d'avoir recours à l'*émail*, pour confectionner des dents ou des dentiers artificiels, afin, dit-il, *de rendre leur décoration plus régulière et plus agréable*. Ce passage n'a point échappé à M. Audibran, et il a cru devoir en tirer cette conjecture, que Fauchard, après la publication de son Traité sur l'art du Dentiste, en 1729, n'étant point resté étranger aux belles expériences de Réaumur sur la porcelaine, qui date en France de cette époque, aurait conçu l'idée de faire des dents artificielles avec la porcelaine, et que même il en avait fait quelques essais dont la connaissance aurait été transmise à M. Duchateau, pharmacien de Saint-Germain. De cette conjecture, il passe à ce qu'a fait, avec la même matière, M. Dubois de Chément; il examine ensuite combien un de nous (M. Dubois-Foucou) a contribué au perfectionnement de ce genre de prothèse dentaire, en donnant de la publicité aux expériences aussi nombreuses que variées qu'il avait répétées dans le silence pendant plus de dix ans; il rappelle aussi que, pour répondre aux vues généreuses de ce praticien, la Société avait proposé, il y a quelques années, une question

sur la meilleure manière de faire des dents artificielles incorruptibles, question qui a été retirée,
n'ayant pas été résolue. Enfin , il expose ce que
M. Fonzi a fait pour l'art , en ajoutant aux dents
de composition , avant la cuite, des crampons
de platine , afin de pouvoir y souder par la suite,
à volonté , pivot , plaque , ou crochet , et tout
ce dont on se sert pour monter les dents incorruptibles. En terminant cette Section , M.
Audibran fait la remarque que , comme M. Fonzi,
plusieurs Dentistes se sont aussi occupés de compositions plus ou moins variées et plus ou moins
convenables , mais que la science du Dentiste
n'en retire aucun fruit. Aussi , à l'exemple de
l'un de nous (M. Dubois-Foucou), il s'empresse
de donner de la publicité aux procédés qu'il a
mis en usage pour la fabrication des dents incorruptibles , objet spécial de la troisième Section.

Ici, M. Audibran, après avoir rapporté quelles
sont les substances connues dont on a fait usage
jusqu'ici pour la composition des dents incorruptibles, s'arrête spécialement à celles avec lesquelles il a fait ses expériences, savoir: 1°. à la
terre argilleuse de Limoges, connue sous le nom
de kaolin ; 2°. à la terre de Vanvres déjà cuite ;
3°. au pétunzé , ou caillou de Limoges ; 4°. aux

(ix)

oxides de titane , de zinc , d'urane , de manganèse et d'or ; 5°. au muriate ammoniacal de platine ; 6°. au platine en limaille ; 7°. à l'or battu réduit en poudre impalpable. Ces oxides et métaux , dit-il , suffisent pour donner, à volonté , aux dents incorruptibles , toutes les nuances de couleur , à commencer par les plus blanches , jusqu'à celles qui le sont le moins.

Notre auteur entre ensuite dans des détails généraux et particuliers sur la composition et la manipulation relatives à ces sortes de dents. Ici , il donne un grand nombre de formules diverses pour les pâtes et les émaux ; là , il s'occupe de la fabrication des moules , ainsi que de la manière de mouler toute espèce de dents isolées , avant qu'on ne les soumette à la cuisson, et qu'on ne les monte ; ailleurs , il explique comment il faut faire le biscuit des dents et les émailler ; et pour laisser le moins à désirer sur cette partie de son travail , il donne quelques compositions de dents incorruptibles , d'après M. Delabarre (1).

____

(1) En plaçant dans cet ouvrage les compositions indiquées par M. Delabarre , mon seul but a été de faire sentir combien les moyens que je donne diffèrent par leur simplicité et leur exactitude de ceux qui ont été publiés jusqu'à ce jour (*Note de l'Auteur.*).

La quatrième Section a pour objet quelques dispositions qui concernent l'application des dents artificielles. On y voit l'auteur, plein de zèle pour l'art, y développer tout ce qui peut le rendre le plus utile à la société, en manifestant le désir que celui-là qui entreprend la prothèse dentaire, possède les grands principes de la science, et qu'il ait pour les divers modes de poser les dents incorruptibles, autant de connaissances qu'il peut montrer de dextérité dans la confection des objets qui servent à cette opération ; l'art de modeler les pièces qui doivent être substituées à la place de celles qui n'y existent plus, y est exposé avec ordre, ainsi que la manière de tailler, de polir les dents incorruptibles, et même de les souder sur leur monture.

Enfin, la cinquième et dernière Section comprend la manière de monter les dents de composition à côté des dentiers faits d'une seule pièce, et pour lesquels M. Audibran paraît avoir employé avec succès la limaille de platine mélangée avec la pâte, à l'effet d'éviter ou au moins de rendre moins grand le retrait qui s'opère pendant la cuisson ; on voit des dents montées à tenon, à cuvette simple ou compliquée, ou par d'autres moyens. Peut-être M. Audibran eût-il dû placer dans cette Section quelques-uns des paragraphes compris dans la troisième, si les objets qui y sont traités ne lui eussent paru appartenir à la fabrication proprement dite des dents incorruptibles ; de sorte que ceux qui voudraient entreprendre d'en tenir une sorte de fabrique, pussent en présenter de toutes les formes à ceux qui se bornent à monter , confectionner et appliquer cette espèce de dents.

Considéré comme le résultat des expériences et de l'observation d'un praticien distingué , ce Traité sera très-utile aux Dentistes , et sans doute ils ne pourront balancer d'y avoir confiance , surtout quand ils sauront qu'après avoir émis une opinion contre l'usage des dents incorruptibles dont on exagérait les avantages sur toute autre espèce de dents artificielles , M. Audibran a pendant long-temps composé et fabriqué cette espèce de dents , et qu'il avoue même avoir eu l'avantage d'en faire l'application avec succès.

Nous estimons donc que , sans rien préjuger sur les compositions des dents incorruptibles dont M. Audibran a donné les formules , la Société doit accueillir favorablement l'ouvrage dont il lui a présenté le manuscrit , comme un témoi-

gnage d'encouragement pour le perfectionnement de la prothèse dentaire.

A Paris, ce 15 mai 1821.

Signé : DUBOIS-FOUCOU, PELLETIER, GRAND-
CHAMP et DUVAL.

*Extrait du procès-verbal de la séance du quinze
mai* 1821.

La Société de médecine, après avoir entendu
la lecture du rapport ci-dessus, en approuve
les conclusions.

Le Secrétaire-général ,
NACQUART.

INTRODUCTION.

CE qui caractérise particulièrement les ouvrages de la nature, c'est qu'ils sont inimitables, et que rien au monde ne peut qu'imparfaitement suppléer aux organes qui nous manquent ; en effet, tout ce qui sort des mains de cette habile ouvrière est plus ou moins imprégné d'une sorte de vie, soit animale, soit végétale ou minérale ; cette observation explique pourquoi il est si présomptueux à l'homme de vouloir rivaliser avec ce divin modèle ; pour n'en citer qu'un exemple, nous rappellerons ces tentatives qu'on a faites de nos jours, pour imiter le vol des oiseaux ; on a vu des mécaniciens adapter à leurs corps des ailerons, qu'ils s'étaient fabriqués dans l'espoir de parcourir les airs ; insensés, ils oubliaient que les organes des volatilles ont sur les leurs l'avantage d'être vivants, et que cela seul établit une différence incalculable !

Sans doute la mécanique a été plus heureuse dans des essais plus utiles et beaucoup moins audacieux ; je veux parler de ces inventions, qui font d'autant plus d'honneur à l'artiste qu'elles ont exclusivement pour but le soulagement de l'humanité souffrante ; tel est le procédé ingénieux par lequel on est parvenu a remplacer le bras, la jambe, que la chirurgie avait été contrainte d'amputer ; dans ces inventions l'art s'est montré en quelque sorte le rival de la nature, sans cependant pouvoir supporter un instant la comparaison ; mais c'est déjà un si grand mérite de s'en approcher, quelle que soit d'ailleurs l'immensité de la distance.

J'ose me flatter que ces réflexions ne paraîtront point déplacées dans un ouvrage qui a pour but d'enseigner les moyens de remplacer ces organes précieux, qui servent à la mastication des aliments, à l'ornement du visage, et sans lesquels l'homme privé d'une de ses plus

nobles facultés, ne pourrait faire entendre que des sons inarticulés et sourds.
Quelques lecteurs superficiels penseront
peut être qu'on ne peut pas rapprocher
les opérations que nous nous proposons
de décrire, de celles que nous venons de
citer, ces dernières étant plus compliquées ; nous conviendrons aisément de
cette difficulté : mais nous ferons observer
à notre tour, que ce serait une erreur
bien grossière, de supposer que le
remplacement de nos dents, soit une
chose si facile et que tous ceux qui exercent l'Odontotechnie, l'opèrent avec
intelligence ; cette opération présente au
contraire de très-grandes difficultés et
exige pour être bien faite, beaucoup
d'adresse et de patience.

En faisant ces observations nous avons
encore en vue de démontrer combien il
y a de témérité de la part de ceux,
qui jusqu'à ce jour, se sont montrés les
apologistes exclusifs des dents de composition minérale, à proscrire tous les

autres moyens employés par les dentistes, sous le prétexte de la corruptibilité des substances.

Sans doute nous devons convenir, que les dents de composition minérale sont incorruptibles, que leur couleur ne s'altère point, que leur durée parconséquent est bien plus longue ; mais est-il aussi certain qu'elles imitent les dents naturelles, tant sous le rapport de la forme, que sous celui de la couleur ?

Il est de notre devoir de l'avouer, d'après les écrits qui ont paru jusqu'à ce jour, on n'est pas encore parvenu à vaincre ces grandes difficultés ; les dentistes qui se sont occupés de ce genre de travail, ne les ont point surmontées, les dents qu'ils font sont très-imparfaites sous ces divers rapports ; cependant, la fabrication des dents incorruptibles a fait de grands progrès, et peut-être aujourd'hui serait-on également fondé à dire que cette espèce de Dents artificielles ne laisse presque plus rien à désirer, tant sous le rapport des formes, que sous celui des teintes qui se rapprochent parfaitement de celles des dents naturelles. Pour s'en convaincre il suffira d'examiner les dents que je fabrique, ou d'exécuter les diverses formules indiquées dans la troisième section de cet ouvrage, malgré le degré de perfection auquel la fabrication des dents incorruptibles a été portée, cette partie de l'art est encore loin du but auquel elle atteindra sans doute un jour.

Une vérité non moins incontestable, est celle-ci : rien ne saurait mieux remplacer les dents humaines que les dents naturelles, soit d'hommes, soit d'animaux ; avec elles seules il est possible de construire des pièces artificielles, qui trompent l'œil le plus clair-voyant ; les dentistes de bonne-foi, véritables artistes, conviendront de la vérité de cette assertion, elle ne sera combattue que par ceux qui ont été et sont encore les détracteurs de leurs confrères.

Il n'est sans doute rien de plus avan-

tageux et de plus honorable pour le gou-
vernement, que de protéger et d'encourager les découvertes qui ont pour but
d'accélérer les progrès des sciences et
des arts utiles.

Mais s'il est juste de favoriser les véritables inventeurs, il me semble qu'il serait
du devoir de ces derniers de donner à
leurs inventions la plus grande publicité
et de les mettre ainsi à la portée de tout
le monde.

Cette vérité ne peut être contestée, et
je suis persuadé que tous les amis des
arts ont vu avec peine et regret, que de
soi-disants inventeurs, oubliant que l'empirique fait de tout un secret, et que
l'artiste donne de la publicité aux inventions utiles, s'efforcent autant qu'il est en
eux, de dérober la connaissance des moyens
qu'ils emploient et d'utiliser à leur profit
des découvertes qui souvent ne sont pas
les leurs.

C'est ainsi que le charlatanisme de
quelques uns et l'égoïsme cupide de quel-

ques autres, arrêtent les progrès des arts
en général et de celui du dentiste en particulier.

J'ai fait ces réflexions à l'occasion des
dents artificielles incorruptibles, dont plusieurs dentistes, chacun le sait, s'attribuent l'invention et semblent vouloir se
réserver le monopole exclusif, au préju-
dice de leurs confrères et plus encore du
public.

Depuis long-temps, j'ai porté mon
attention sur cet objet essentiel ; depuis
long-temps, je suis parvenu à faire des
dents incorruptibles, imitant beaucoup
mieux la nature que toutes celles fabriquées avant moi, et j'ose dire même, que
les suffrages d'un grand nombre de personnes éclairées ne me permettent pas de
douter, que je n'aie considérablement perfectionné ce genre de dents artificielles,
dont le seul inventeur est un apothicaire
de S.-Germain, nommé Duchateau, ou
pour mieux dire Fauchard, le père des
dentistes modernes qui, le premier, em-

ploya l'émail artificiel , comme nous le démontrerons dans la seconde section de ce Traité.

C'est donc uniquement dans l'intérêt de l'art que j'exerce, que j'ai cru devoir prendre la plume, pour publier les procédés que j'emploie ; plus communicatif que les prétendus inventeurs, je consignerai dans cet ouvrage , avec les autres moyens de fabrication maintenant usités , tous ceux par lesquels j'ai moi-même perfectionné les dents incorruptibles ; ces explications ne laisseront rien à désirer, je me ferai un vrai plaisir de soumettre à l'examen de mes confrères , les dents que je fabrique, et j'ose me flatter qu'elles obtiendront leur approbation.

Nous devons faire connaître ici le plan que nous avons adopté dans cet ouvrage , afin que nos lecteurs connaissent la route qu'ils auront à parcourir et le fruit qu'ils peuvent retirer de cette lecture ; nous l'avons divisé en cinq sections.

La première section , contient quelques réflexions sur les progrès et sur l'état actuel de l'Art du Dentiste.

Dans la seconde section, nous retraçons l'origine des dents de porcelaine, nous faisons connaître les divers progrès de cette invention, jusqu'à l'époque actuelle ; ce n'est pas notre faute si nous avons été obligés de discuter les titres des différents inventeurs ou soi-disants tels, de démasquer le charlatanisme des uns, et de détromper la crédulité des autres.

La troisième section, la plus importante, présente le tableau des substances avec lesquelles on compose les dents incorruptibles, et contient la description détaillée des moyens à employer pour cette fabrication, moyens que je m'empresse de communiquer à mes confrères, avec un désintéressement dont ils me sauront sans doute quelque gré.

La quatrième section, renferme quelques dispositions relatives à la confection et à l'arrangement des dents incorruptibles , telles que la manière de prendre l'empreinte , de modeler , de souder, etc.

La cinquième section, traite des différents modes de monter et de confectionner les pièces incorruptibles , de manière à les placer et maintenir sûrement sans nuire à la solidité des dents naturelles ; enfin , nous avons relaté dans cette dernière section , tout ce qu'il est nécessaire que le dentiste connaisse pour exécuter avec facilité et précision cette partie de la prothèse dentaire.

Tel est le plan que nous avons suivi et exécuté dans tous ses détails , nous nous estimerons heureux si le zèle et les efforts dont nous avons fait preuve , pour perfectionner et répandre une invention avantageuse , qu'on cherchait à exploiter dans l'ombre du mystère , peuvent être utiles au public et à la généralité de nos confrères.

TRAITÉ

HISTORIQUE ET PRATIQUE

SUR LES DENTS

ARTIFICIELLES INCORRUPTIBLES ;

CONTENANT

LES PROCÉDÉS DE FABRICATION ET D'APPLICATION.

PREMIÈRE SECTION.

*Réflexions sur les progrès et sur l'état actuel
de l'Art du Dentiste.*

Mon intention n'est pas de donner , dans cette première partie , une histoire détaillée de l'origine et des progrès de l'Odontotechnie ; ce n'est pas que cette histoire, qui est encore à faire , ne soit susceptible d'un grand intérêt , car il est toujours utile et curieux de suivre , dès leur naissance , les progrès des sciences et des arts ; mais je n'ai ni le temps , ni l'espace suffisants pour exécuter une pareille entreprise ; tout ce que je me propose ici, c'est d'effleurer rapidement un sujet, qui, pour être traité comme il conviendrait, exigerait à lui seul un volume.

Je ne chercherai pas, comme plusieurs de mes confrères, à illustrer l'art du dentiste, en y donnant une origine mythologique ; je ne m'arrêterai point à discuter les titres, qu'Esculape ou tel autre personnage fabuleux peut avoir à l'invention d'un art qui, comme toutes les sciences utiles, n'a eu probablement d'autre père que le besoin ; partout où il existe des maladies, il est naturel qu'on se soit occupé d'y opposer des remèdes, de chercher des adoucissemens ou des palliatifs ; c'est pour cette raison qu'on trouve des médecins jusque chez les peuples les plus sauvages ; à proprement parler, les sciences n'ont point eu d'inventeur, mais partout la même cause a conduit aux mêmes résultats ; la civilisation elle-même n'étant que l'ouvrage de la nécessité, que la chirurgie, qui n'en est qu'une branche séparée, ait été connue de l'antiquité la plus reculée, c'est ce dont il n'est pas permis de douter, lorsqu'on a seulement ouvert les annales de l'Histoire ; Hypocrate, qu'on regarde comme le père de la médecine, parce qu'il fut le premier parmi les Grecs qui réunit en un corps d'ouvrage, avec ses propres expériences, celles des médecins et des chirurgiens qui l'avaient précédé ; Hypocrate , dis-je , nous a transmis, sur plusieurs opérations odontotechniques , des détails très-intéressants ; malheureusement, ni les Grecs, ni les Latins ne nous ont laissé aucun traité spécial sur cette branche de la chirurgie ; ce n'est pas que les Anciens n'aient dû écrire , *ex professo*, sur ce sujet ; mais ces ouvrages , probablement, se sont perdus comme tant d'autres. La découverte d'un traité de ce genre serait aujourd'hui infiniment précieuse ; en ce qu'elle nous mettrait à même de comparer l'état actuel de l'art du dentiste avec ce qu'il était chez les Anciens.

Pour suppléer cette lacune, nous n'avons guère d'autres ressources que des conjectures ; et, c'est en recueillant dans les écrits d'Hypocrate, de Galien et d'autres auteurs de l'antiquité , des détails épars ça et là, que nous pouvons nous former une idée , très-incomplète à la vérité , de l'Odontotechnie des Anciens. Au reste, si l'on réfléchit à l'importance , que les petits-maîtres de Rome et d'Athènes attachaient à la possession d'une belle denture , il n'est guère permis de douter, que tout ce qui tient à la cosmétique , ne fût singulièrement perfectionné chez des peuples où régnaient le luxe et la mollesse, et où les gens riches mettaient tant de prix à la jouissance des plus petites commodités de la vie : il nous serait facile d'accumuler à ce sujet des citations prises d'Ovide, de Catulle, de Martial, de Tibulle, de Properce, etc. ; mais nous craindrions d'ennuyer nos lecteurs par ce vain étalage d'une érudition parasite.

Un Allemand, M. Boettiger, dans un traité très-intéressant, qu'il a publié sur la toilette des dames romaines, et qu'on a traduit en notre langue, M. Boettiger, dis-je, est entré dans des détails très-étendus sur ce qui concerne cette partie intéressante de la cosmétique ; et l'un des dentistes les plus distingués de la Capitale a réuni, dans un opuscule, tout ce que les Anciens ont écrit de mieux sur le même sujet (1).

Le même auteur, (M. Duval) dans ses Recherches Historiques sur l'art du dentiste chez les Anciens, nous a transmis des renseignemens curieux, mais qui font regretter que ce savant écrivain ait eu la modestie de se renfermer dans un cercle trop étroit ; personne n'était plus à même que lui d'approfondir cette matière, sur laquelle il semble s'être contenté de jeter quelques fleurs.

Quelque imparfaite que soit la connaissance que nous avons de ce qui regarde directement

---

(1) Conseil des Anciens, le dentiste de la jeunesse.

l'Odontotechnie chez les Grecs et chez les Latins, on ne peut douter qu'elle ne formât une branche séparée, et distincte de l'art de guérir ; les praticiens qui s'y livraient exclusivement sont appelés par Galien Ἀτρος ὀδοντικος (médecins dentaires). A défaut de renseignemens positifs , on pourrait, par induction, conclure que l'art du dentiste occupait spécialement tels ou tels praticiens , car la médecine, chez plusieurs peuples de l'antiquité , se divisait, se subdivisait, et avait une multitude de ramifications. Hérodote et Diodore de Sicile nous apprennent que chez les Égyptiens , le traitement des maladies de chaque partie du corps humain était exclusivement attribué à tel ou tel officier de santé : par exemple, le médecin qui guérissait les maux des mains et des bras , n'avait aucune compétence pour soigner les maux de la tête , des jambes ou des pieds. Cette division ne subsiste, chez les Modernes , qu'à l'égard des yeux et des dents ; ceux des chirurgiens ou des médecins, qui se sont particulièrement consacrés à l'étude et à la guérison de l'organe de la vue , sont appelés oculistes , et ceux qui se sont voués au traitement des maladies de la bouche, sont appelés dentistes.

L'art du dentiste , qui n'est qu'une branche de la médecine et de la chirurgie, dut nécessai-

rement tomber en décadence comme la médecine et les autres sciences ; ce ne fut qu'à la re-
naissance des lettres , vers le XVIe. siècle , qu'il
reprit quelque considération.

L'anatomie des dents a successivement été
traitée , depuis cette époque, par Fallope, Eus-
tache et Ambroise Paré ; celui-ci décrivit le premier la transplantation des dents , ainsi que
la manière de les remplacer ; il fut aussi le premier qui adapta des obturateurs.

Guillemeau indique également les moyens de
fabriquer et de poser des dents artificielles ; il
employait l'ivoire , et il se servait de fils d'or
pour les fixer aux dents voisines ; mais ayant
remarqué que cette matière changeait promptement de couleur, il lui vint à l'idée d'en faire
avec la composition , que nous donnons dans la
deuxième section de cet ouvrage (1).

L'une et l'autre de ces branches spéciales de
l'art de guérir , l'art de l'oculiste et l'art du dentiste , ont malheureusement été cultivés , dans
l'origine, par des mains ignorantes et grossières.
Comme il est plus facile d'amasser au hasard

---

(1) Cette composition était encore employée par lui,
pour boucher les dents cariées ; ce moyen ne serait peut-
être pas à dédaigner pour remplir les cavités où le métal ne
peut se maintenir.

quelques connaissances superficielles sur l'un ou l'autre de ces deux arts, que, sur la médecine ou la chirurgie, l'amour du lucre fit bientôt pulluler des essaims d'oculistes ineptes, et des dentistes dont le savoir se bornait à arracher une dent ; de là les préjugés qui se sont formés contre ces deux professions, aujourd'hui illustrées par des hommes dont le savoir est égal à la délicatesse et à la probité.

Il est probable que les abus dont nous venons de parler ont existé pareillement chez les peuples de l'antiquité ; nous voyons que des imposteurs et des empiriques déshonorèrent la médecine, au point que ceux qui exerçaient la profession de l'art de guérir, furent indistinctement bannis de Rome, par un décret du sénat. Les Egyptiens, si renommés par leur sagesse, ne firent que peu de progrès dans la chirurgie, parce que la dissection d'un cadavre humain répugnait à leurs principes religieux ; ils n'eurent jamais en anatomie que des connaissances bornées : ce préjugé ridicule, qui existe encore dans nos campagnes et dans nos petites villes, où les chirurgiens sont accusés d'aller nuitamment déterrer les morts, ce préjugé, dis-je, a long-temps retardé, chez les Modernes, les progrès de l'anatomie, cette base de la médecine et de la chirurgie. L'art du den-

tiste s'en est également ressenti ; il fut long-
temps avili par l'impéritie de plusieurs charla-
tans, de façon qu'il ne fallait rien moins qu'un
homme du mérite de Fauchard, pour réhabili-
ter une profession dégradée par l'ignorance et
par l'imposture. Mais, avant de payer un légi-
time tribut d'hommages à ce dentiste célèbre,
dont le temps n'a fait qu'affermir la réputation, il est juste de rappeler que, Urbain Hémar
avait publié à Lyon en 1581, un essai sur l'art du
dentiste ; cet ouvrage, qui n'a plus aujourd'hui
que le mérite de l'antiquité, n'en assure pas moins
à son auteur celui d'avoir été le premier à réunir dans un corps de doctrine, quelques préceptes d'un art qui, alors, n'était même pas regardé comme tel. Nous avons déjà fait observer qu'Ambroise Paré, cet ancien restaurateur
de la chirurgie, avait eu occasion de traiter, dans
ses ouvrages, des maladies de la bouche, et de
décrire quelques opérations odontotechniques ;
mais de ces essais à l'ouvrage de Fauchard, il y
a un intervalle immense.

Les écrits de Fauchard, qui fut pendant sa
vie le premier des dentistes du règne de Louis
XV, sont encore de nos jours ce qui existe de
mieux sur l'art du dentiste ; ce sont ces écrits
qui ont formé nos praticiens les plus distingués. Il est en effet impossible d'exposer avec

plus de clarté, et de démontrer avec plus d'évidence les préceptes d'un art, qui participe à la fois de la médecine et de la chirurgie ; sous ce rapport, quels que soient les progrès qu'on ait faits depuis, aucun ouvrage ne peut soutenir la comparaison avec le Traité de Fauchard ; ce n'est pas qu'on ne puisse y relever quelques erreurs : par exemple, je citerai ce que dit ce célèbre dentiste sur une opération aujourd'hui généralement condamnée, la transplantation, que Fauchard recommande comme un excellent moyen, de remplacer par des dents humaines fraîchement arrachées, celles que l'on est contraint de sacrifier. Il est étonnant qu'un observateur aussi judicieux n'ait pas été le premier à sentir le vice de cette méthode, dont je me flatte, dans un ouvrage plus important, que je me propose de publier, d'avoir démontré l'incertitude, et rendu sensibles tous les dangers et les inconvéniens.

L'histoire des progrès d'une science se trouve nécessairement liée avec celle des hommes, qui l'ont cultivée avec plus ou moins de succès ; c'est pourquoi je pense, qu'on ne lira pas sans intérêt le peu de lignes que je viens d'écrire sur Fauchard, qui, sans être précisément inventeur, a mis sur la voie de beaucoup de découvertes. D'autres praticiens, tels que *Lahire*, *Hé-*

rissant, *Duverney*, *Lasonne*, *Bertin*, *Jourdain*, *Broussonnet* et *Tenon*, ont publié depuis sur l'anatomie des dents, des ouvrages extrêmement recommandables.

Les uns, comme Jourdain, se sont attachés à d'écrire les maladies de la bouche, les symptômes qui les précèdent, et les moyens de les guérir ou de les soulager ; les autres, comme Bourdet, ont publié le résultat de leur longue expérience, et ont donné sur l'art du dentiste, des traités que l'on consultera toujours avec fruit : nous croyons donc ne pouvoir mieux terminer cette première partie que par quelques notices, et par quelques analyses rapides de leurs différents ouvrages.

Un des livres les plus remarquables, qu'on ait publiés après le Traité de Fauchard, est celui de Bourdet, sous le titre de Recherches et Observations sur toutes les parties de l'art du Dentiste, 2 vol. in-12 ; = Paris, 1757.

Quoique inférieur sous beaucoup de rapports à son devancier, Bourdet n'en a pas moins le mérite d'avoir su composer un livre utile et purement écrit ; dans sa préface, on aime à le voir rendre justice au talent et à la science de celui qui lui avait frayé la route ; ces exemples sont d'autant plus dignes d'éloge, qu'il n'est que trop commun de nos jours de voir des hommes de la même profession, tout en profitant des travaux de leurs prédécesseurs, s'efforcer de les dénigrer (1). Bourdet, en suivant pour ainsi dire le plan de Fauchard, n'a pas eu la présomption de rivaliser avec celui qu'il se plaît à nommer son maître et son guide ; il n'a été mû, dit-il, que par le désir d'être utile à l'art, en publiant les résultats de son expérience. En effet, ce que dit cet auteur sur les dents artificielles, sur la manière de les poser, etc., est trop au-dessous des connaissances actuelles, pour que nous en ayons pu retirer aucun avantage relativement au sujet pour lequel nous avons pris la plume.

Deux traités sur les maladies de la bouche, par Jourdain (2), parurent après celui de Bour-

----

(1) Voyez la seconde édition de la théorie et pratique de l'Art du Dentiste, par Laforgue, publiée à Paris en 1810 ; elle fournira un exemple révoltant d'ingratitude : cet écrivain tout en profitant des connaissances d'autrui, et pour se venger de ce que son livre n'avait pas été approuvé par la Société de Médecine, attendu qu'il ne contenait, quant à la partie scientifique, que des principes erronnés et faux, désavoués par les maîtres de l'Art, a augmenté sa seconde édition d'une nomenclature très-incomplète de tous les ouvrages publiés relativement à l'Art du Dentiste, pour avoir l'occasion d'injurier des hommes dont le savoir et la réputation auraient dû lui imposer.

(2) Traité des dépôts dans les sinus maxillaires des frac-

det ; ils jouissent d'une réputation méritée. Ce dentiste a contribué aux progrès de l'art, et augmenté son illustration, en prouvant qu'il possédait de profondes connaissances médicales et chirurgicales ; ce qui était d'autant plus important, que long-temps la jalousie de quelques médecins avait affecté de ne considérer l'art du dentiste, que comme uniquement renfermé dans la cosmétique et la mécanique, se réservant à eux-mêmes exclusivement le traitement des maladies de la bouche. Le Traité de Jourdain fit évanouir ces prétentions, et prouva que la médecine, non plus que la chirurgie, ne doivent point être étrangères au véritable dentiste : nous avons l'obligation à Jourdain d'avoir ainsi reculé les limites d'un art dont les écrits de Fauchard et de Bourdet venaient de prouver l'excellence. Jourdain, au reste, a eu la sagesse d'écarter de son plan toutes les opérations mécaniques, qui avaient été précédemment décrites dans les ouvrages de ses devanciers, dont le sien, entièrement médical et chirurgical, doit être regardé

---

tures et des caries, suivi de réflexions sur toutes les opérations de l'Art du Dentiste ; imprimé à Paris en 1761.

Traité des maladies et des opérations réellement chirurgicales de la bouche et des autres parties qui y correspondent ; Paris, 1778, 2 volumes in-8°.

comme le complément. La réunion des écrits de ces trois auteurs, publiés à peu de distance les uns des autres, forme un corps de doctrine infiniment précieux, en ce qu'il est le résultat de la longue expérience de trois praticiens distingués ; le seul reproche qu'on puisse faire à Jourdain, c'est d'avoir censuré, quelquefois avec trop d'amertume, certains passages de Bourdet, à la réputation duquel il semble porter envie. A peu-près dans le même temps, Bunon (1), dentiste, véritable observateur, publia deux écrits sur les expériences et les démonstrations qu'il fit à la Salpêtrière, pour faire connaître l'influence des maladies du corps sur l'organisation des dents, et en particulier sur un de leurs états pathologiques qu'il nomme *érosion*, et que M. Duval appelle à plus juste titre *atrophie* des dents. Mais nous en avons dit suffisamment sur le mérite de ces écrivains, dont nous ne pouvons que recommander fortement la lecture aux jeunes dentistes, qui désirent acquérir une connaissance approfondie de l'art, qu'ils sont appelés à exercer.

---

(1) Essai sur les maladies des dents ; Paris, 1743.

Expériences et démonstrations faites à l'hôpital de la Salpêtrière et à S.-Côme, en présence de l'Académie royale de Chirurgie, pour servir de suite et de preuves à l'Essai sur les maladies des dents.

Des écrivains non moins instruits que ceux que nous avons déjà cités , ont donné sur l'a-natomie dentaire des traités, qui joignent au mérite de contenir ce que les auteurs, qui les ont précédés, ont dit de mieux, celui d'avoir su éviter leurs erreurs, et enrichir cette partie si essentielle de l'art du dentiste : parmi ceux-ci, nous devons distinguer Bichat, MM. Portal , Boyer, Cuvier , Serres, Léveillé , et tant d'autres qu'il serait peut-être fastidieux de citer.

Le Traité de Fauchard ayant eu le sort des bons livres, celui d'en faire naître d'autres sur le même sujet , nous ne nous arrêterons point sur chacune de ces productions , dont un très-petit nombre a échappé à l'oubli ; l'impulsion avait été donnée , et jusque dans le temps actuel, nous en ressentons les heureux effets : à défaut de traité vraiment complet, et qui n'existe point encore, des dentistes , moins savants que les premiers, ont publié et publient tous les jours , sur différentes parties de l'art, des opuscules et des essais , qui contiennent souvent des observations très-utiles, et qui prouvent que leurs auteurs sont au niveau des connaissances du siècle. Quelques années après Fauchard , Bunon publia une dissertation sur un préjugé concernant les maux de dents des femmes enceintes, ainsi qu'un autre ouvrage extrêmement intéressant sur l'érosion des dents. D'autres praticiens mirent au jour différents ouvrages (1) ; les uns s'attachèrent à développer les phénomènes de la dentition , d'autres à perfectionner les instrumens en usage ; on en inventa de nouveaux , et de tout ce concours d'efforts , plus ou moins couronnés de succès, de cette communication réciproque de faits , d'expériences et de réflexions , il en est résulté des lumières qui attendent qu'une main habile, en les réunissant en faisceau, leur donne encore plus de force et d'éclat.

______

(1) 1°. Essai d'Odontotechnie ou dissertation sur les dents artificielles, par Mouton, Paris, 1746 ; petit ouvrage écrit avec autant d'élégance que de méthode.

2°. Théorie et pratique de l'Art du Dentiste , par Laforgue , Paris 1802.

3°. Le Dentiste observateur , par Mahon, Paris, an VI.

4°. Traité de la première Dentition et des maladies souvent très-graves qui en dépendent, par Baumes , in-8°. 1805.

5°. Traité des maladies de la bouche d'après l'état actuel des connaissances en médecine et en chirurgie, qui comprend la structure et les fonctions de la bouche, l'histoire des maladies des dents , les moyens d'en conserver la santé et la beauté, et les opérations particulières à l'Art du Dentiste , par Gariot ; in-8°., Paris, 1805.

6°. Manuel de l'Art du Dentiste, ou l'état actuel des découvertes modernes sur la dentition, les moyens de conserver les dents, etc., par Jourdan et Maggiolo ; in-12, Nancy, 1807.

7°. Traité de la seconde Dentition, par M. Delabarre.

Tel est aujourd'hui l'état de l'art du Dentiste, dont la véritable illustration ne date que
depuis Fauchard, qui doit en être regardé comme
le restaurateur et le père ; il est aisé de voir
par cet exposé rapide, que cet art est encore
susceptible de faire des progrès, car l'attache-
ment à la routine n'existe plus, et l'on ne peut
que bien augurer de cet esprit d'observation
dont la plupart des dentistes donnent tous les
jours de nouvelles preuves.

Maintenant nous jetterons un coup-d'œil sur
les progrès de l'art du dentiste dans l'étranger,
et notamment en Angleterre.

Les Allemands et les Italiens furent les premiers qui imitèrent les Français ; mais il s'en
faut de beaucoup, que cet art ait fait dans ces
deux royaumes les mêmes progrès qu'en France ;
les Anglais eux-mêmes s'en étaient très-peu occupés avant Monro, Hunter, Blak et Fox, qui
ont donné des traités sur l'anatomie et les maladies des dents ; c'est surtout Fox qui mérite
le plus notre attention, parce qu'il est le premier parmi les Anglais, qui a publié un traité
vraiment utile : la lecture récente que nous en
avons faite nous fournira des points de comparaison très-curieux ; nous nous félicitons même
d'avoir une occasion de rendre justice au mérite de cet étranger, ce que nous faisons d'au-

tant plus volontiers, que ce dentiste anglais nous a donné un exemple du contraire; en effet, soit prévention nationale, soit oubli, Fox ne daigne pas même faire la moindre mention des travaux, et des écrits de ceux qui, en France, ont exercé et exercent la même profession que lui. En parlant d'un ouvrage sur l'Odontotechnie, publié à Londres, par son compatriote Hunter, Fox pousse l'injustice (nous ne pouvons croire, que ce soit de sa part ignorance), jusqu'à imprimer, que cet écrit de Hunter est le premier et le plus savant, qu'on ait jamais publié sur l'art du dentiste; comme si les doctes traités des Fauchard, des Bourdet, des Jourdain n'étaient pas depuis long-temps connus en Angleterre; quoiqu'il en soit, nous n'imiterons pas cette partialité révoltante, persuadés que le véritable patriotisme ne consiste point à dénigrer un homme de mérite, parce que le hasard l'a fait naître chez une nation voisine : je dirai donc, que l'ouvrage de Fox fait infiniment d'honneur à ses connaissances, et que, sans être un traité complet, il est peu d'opérations intéressantes sur lesquelles il ne présente de très-bonnes observations; les planches explicatives, dont cet ouvrage est accompagné, lui donnent un nouveau prix, et en rendent la lecture plus facile.

Comme la traduction en français de ce traité n'a point été publiée (1), les lecteurs me sauront gré sans doute de leur en donner ici une notice.

La première partie, intitulée: *Histoire naturelle des dents humaines*, fut d'abord imprimée à Londres, en 1803, in-8°., avec fig. Elle comprend onze chapitres, sous les titres suivants :

CHAPITRE PREMIER.

Histoire de la formation et de la structure des dents: description des symptômes, qui annoncent les maladies auxquelles la première dentition est sujette; les changemens, qui ont lieu pendant la seconde dentition, et les moyens qu'il faut employer pour prévenir, ou pour corriger toute irrégularité dans l'arrangement des dents.

CHAPITRE II. — De la seconde dentition.

CHAPITRE. III. — De la manière dont s'effectue la formation des dents.

CHAPITRE IV. — De la chûte des dents.

CHAPITRE V. — Des irrégularités des dents.

CHAPITRE VI. — Du traitement à suivre pour prévenir les irrégularités des dents.

---

(1) Je possède cette traduction; peut-être un jour la publierai-je avec des notes.

Chapitre VII. — Du traitement à suivre pour remédier aux irrégularités des dents.

Chapitre VIII. — Des dents surnuméraires.

Chapitre IX. — De la décadence des dents temporaires.

Chapitre X. — Des maladies qui accompagnent la dentition.

Chapitre XI. — Analyse des dents humaines.

La seconde partie fut publiée en 1806, sous ce titre : *Histoire et traitement des maladies des dents, des gencives, etc.*

Cette seconde partie se compose de trois sections : la première traite des caries, des exostoses, de la nécrose, de la maladie ressemblant à la Spina-Ventosa, de l'enlèvement de l'émail, de l'usure des dents par la mastication, des fractures des dents.

La seconde section traite des maladies des gencives ;

De l'inflammation et des abcès, et de l'accroissement surnaturel des gencives ;

Des maladies des alvéoles ;

Du tartre des dents ;

De l'analyse du tartre ;

Des effets du mercure sur les dents ;

Des maladies de l'antre maxillaire ;

Des imperfections du palais ;

Des dents artificielles.

Là troisième section est consacrée à la manière de faire quelques opérations sur les dents;

Du limage des dents;

De la cautérisation des dents;

Du plombage des dents ;

Du mode d'appliquer des ligatures aux dents;

De l'extraction des dents ;

De la luxation de la machoire.

« Ces deux ouvrages, dit le Dictionnaire des sciences médicales, sont remarquables par l'excellence des principes qu'ils contiennent, et les moyens ingénieux proposés par l'auteur ». Nous ne pouvons que souscrire à cet éloge ; mais nous ferons observer, que la seconde partie l'emporte de beaucoup sur la première, qui, si l'on en excepte ce qui concerne les phénomènes de la dentition, n'offre que des descriptions anatomiques assez semblables à celles qu'on rencontre dans d'autres ouvrages scientifiques.

La seconde partie est infiniment plus curieuse, et Fox y fait souvent preuve d'une rare sagacité, lorsqu'il s'agit de démêler les causes médiates et immédiates de plusieurs des maux, qui affectent les gencives et les dents ; il y contredit fréquemment les assertions du professeur Hunter, et rapporte plusieurs exemples très-extraordinaires des maux des dents et de la bouche.

En un mot, dans cette partie de son ouvrage, Fox traite de l'art du dentiste dans tous ses rapports médicaux et physiologiques ; ce n'est pas que j'adopte toutes les vues, et que je me soumette à toutes les décisions du dentiste anglais, il en est plusieurs de hasardées, et d'autres évidemment fausses ; mais, au résumé, je pense que cette seconde partie du grand ouvrage de Fox mérite d'être lue avec attention par tous ceux qui professent l'art de guérir.

Nous terminerons cette première section par cette digression sur les ouvrages de Fox, pour nous occuper, dans la seconde, de ce qui concerne l'origine des dents artificielles.

DEUXIÈME SECTION.

Des moyens dont on s'est servi pour remplacer les dents ; de l'invention des dents incorruptibles , et de leurs différents degrés de perfection.

IL serait superflu de nous arrêter ici à démontrer l'utilité de nos organes dentaires, car il n'est personne qui n'en soit bien convaincu ; ce n'est pas pour la mastication seulement, que les dents sont précieuses , mais encore pour la netteté de la prononciation , et pour les agrémens et les graces extérieures du visage : une denture plus ou moins en ordre influe tellement sur la facilité à s'énoncer , qu'on peut affirmer, que jamais un discours éloquent n'est sorti d'une bouche édentée. Un des plus grands orateurs de l'antiquité chrétienne , Saint Jérôme , était si convaincu de cette vérité , qu'ayant voulu , dans un âge avancé , apprendre la langue hébraïque , il eut la patience de se faire limer toutes les dents les unes après les autres, afin que sa prononciation en devint plus nette et plus sonore. Lorsqu'on a eu le malheur de perdre , par maladie ou par accident , quelques organes d'une si grande utilité , il est tout naturel, qu'on ait cherché à les remplacer par des équivalents ; car

ces organes ont encore cela d'avantageux , qu'é-
tant moins vivants que les autres (1), leur remplacement par une substance étrangère semble
offrir plus de facilité , et ce moyen se présente
naturellement à l'esprit. Cette opération a donc
dû être une des premières , et des plus impor-
tantes de l'art du dentiste : porter remède aux
imperfections de la nature , et réparer les pertes
occasionées par le temps , c'est en effet ce que
l'industrie humaine peut opérer de plus désirable.

Tous les arts ont d'abord cherché le simple
et l'utile , avant de s'occuper de l'élégant et de
l'agréable ; il en a sans doute été de même
des moyens qu'on a employés , dans l'origine ,
pour remplacer , par des dents artificielles , celles qui venaient à manquer. La première substance dure , susceptible d'être taillée en forme
de dent , et propre à coopérer au travail de la
mastication , a dû paraître suffisante. Il est donc
certain qu'on a pu , dès le principe , employer
pour cet objet les ossemens de divers animaux :
on s'est contenté d'abord d'une imitation grossière de la nature ; mais plus tard , à mesure
que le luxe , et la civilisation , dont il est le résultat , firent des progrès , on devint plus raf-

____

(1) Les dents, dans leur état de santé, sont peu sensibles;
mais aussitôt qu'elles sont affectées, leur sensibilité devient
extrême.

finê et plus difficile ; l'utilité seule ne satisfît plus ; de sorte qu'à l'époque actuelle, en remplaçant une dent, l'opérateur doit avoir en vue, premièrement, de fournir un organe, qui exécute parfaitement les fonctions de celui dont il tient la place, soit pour la mastication, soit pour l'articulation. Secondement il faut, que la dent artificielle imite exactement la nature, par sa forme, par sa couleur et par sa position. Troisièmement enfin, il faut que la durée et la solidité en soient telles, qu'elles mettent le moins possible dans la nécessité de recourir au dentiste ; c'est sous ce triple rapport, que doivent être envisagées toutes les inventions modernes.

Il est donc aisé de voir par ce que nous venons de dire, que le moyen de remplacement, qui satisferait avec exactitude à ces trois conditions, serait de beaucoup préférable aux autres ; maintenant on me demandera, si ce moyen existe ? s'il est unique ? s'il a véritablement droit à un emploi, et à une préférence exclusive ? si, par exemple, l'adoption des dents de porcelaine doit entraîner la proscription de tous les autres moyens usités jusqu'à présent ? On me permettra de ne pas répondre pour le moment à ces questions, que des dentistes ont trop souvent décidées, non dans l'intérêt de l'art, mais dans leur intérêt particulier.

Quant à moi, je ne les imiterai point, et je me propose de mettre bientôt le lecteur à même de prononcer avec connaissance de cause.

Pour fabriquer des dents artificielles, on s'est servi successivement de différents corps, tels que les os de plusieurs animaux, l'ivoire, les dents de cheval, celles de bœuf, les défenses d'hyppopotame, de vaches marines, et enfin les dents humaines; j'aurais dû peut-être commencer par celles-ci ; car il est probable, qu'elles ont pu être employées d'abord à cet usage, du moins dans les pays où les préjugés religieux ne faisaient pas regarder comme une profanation sacrilège, de s'approprier la dépouille des morts. Quoiqu'il en soit, c'est avec ces deux dernières substances, les dents de l'homme, et surtout avec les défenses d'hyppopotame, qu'on a fait et qu'on fait encore la plupart des ouvrages artificiels qui imitent le mieux la nature ; il semblerait en effet, que rien n'est plus propre à remplacer une dent humaine, qu'une dent du même genre, ou faite d'une substance à peu de chose près homogène, et que la nature ne peut être mieux suppléée que par la nature ; mais on se tromperait si l'on pensait, que ce premier moyen soit exempt d'inconvéniens.

D'abord, il faut en convenir, les dents fabriquées avec des substances animales sont sujettes à se détériorer ; toutes les substances mortes étant putrescibles , il s'ensuit qu'on est dans la nécessité de les faire renouveler assez souvent , pour éviter la mauvaise odeur qu'elles exhalent , lorsqu'elles sont corrompues, et que leur couleur altérée forme un contraste désagréable avec celle des autres dents ; car le principal inconvénient des substances animales, c'est qu'elles sont exposées plus que les autres à l'influence corrosive de la salive, et à l'action délétère des divers sucs buccaux. (Je ferai connaître dans la suite en quoi consistent leurs avantages réels).

Un apothicaire de Saint-Germain, nommé Duchateau, fut le premier frappé de ces imperfections (1): depuis long-temps , il faisait usage d'un dentier artificiel, qui avait l'inconvénient que je viens de décrire , inconvénient d'autant plus fâcheux que cet apothicaire obligé, comme ceux de sa profession, à vivre au milieu des médicaments, sentait tous les jours, que ses dents postiches s'imprégnaient fortement de l'odeur et des sucs, souvent impurs , des drogues, qu'il venait de manipuler dans sa pharmacie. Cette

____

(1) Guillemeau et Fauchard que nous avons déjà cités , et dont nous parlerons encore , avaient, bien long-temps avant Duchateau, remarqué ces inconvéniens auxquels ils avaient cherché à remédier. Leurs ouvrages le prouvent.

observation lui suggéra l'idée de se faire fabriquer un râtelier en porcelaine dure ; une substance minérale lui paraissait, avec raison, devoir durer davantage, et opposer plus de résistance aux exhalaisons et à l'action ramolissante des sucs salivaires. Les espérances de ce pharmacien furent justifiées jusqu'à un certain point ; il s'adressa, pour exécuter son dessein, à la manufacture de M. Guérard, aujourd'hui située rue du Temple, près le boulevard ; c'est là, n'en déplaise à MM. les inventeurs posthumes, que fut exécuté le premier dentier en porcelaine dure.

L'opération ayant réussi complètement, M. Duchateau, enchanté d'une découverte, qui l'avait affranchi des incommodités, que nous venons de décrire, communiqua son procédé à l'Académie de chirurgie, en 1776.

Encouragé par ses premiers succès, ce pharmacien s'imagina, que puisqu'il avait réussi pour lui-même, il pourrait bien également réussir pour les autres ; en conséquence, il fit exécuter quelques dentiers pour des personnes de distinction, mais il échoua dans cette nouvelle tentative, faute de connaissances nécessaires dans l'art du dentiste : pour réussir, il aurait fallu qu'il eût su varier et adapter ses moyens mécaniques aux circonstances et aux différentes conformations des bouches qu'il se proposait de meubler. Ces divers essais malheureux furent cause, que cette invention des dents artificielles retomba à-peu-près dans l'oubli : le public n'y fit guère attention ; au lieu que si M. Duchateau eût été moins prompt à se décourager, ou bien, si à cette époque, l'Académie de chirurgie eût senti l'importance de ce nouveau procédé, il n'est pas douteux, que les dentistes avertis ne se fussent empressés, en l'adoptant, de chercher à le conduire à sa perfection, et l'on jouirait depuis long-temps des avantages de cette fabrication de dents artificielles dont nous avons vu, et dont nous voyons encore des dentistes s'efforcer de dérober la connaissance au public, afin de le rendre tributaire de leur cupidité.

Mais, avant de continuer notre espèce de précis historique sur la découverte de M. Duchateau, nous croyons utile de nous reporter à des temps fort antérieurs. Il nous paraissait en effet singulier, que ce fut précisément dans nos temps modernes, qu'on se soit aperçu de l'inconvénient des substances animales ; pénétrés de cette idée, nous avons relu avec attention tous les ouvrages, qui ont été publiés sur l'art du dentiste, et notamment celui de Fauchard : en parcourant le chapitre XIX, nous nous sommes convaincus, que l'idée première de cette découverte appartient, comme tant d'autres, à ce célèbre dentiste. Fauchard, éclairé par une longue expérience sur les vices des matières corruptibles dont il se servait pour remplacer les dents perdues, Fauchard, dis-je, fut le premier à recourir à d'autres substances pour le même but ; en conséquence, il imagina de substituer des émaux factices aux émaux naturels qu'on employait précédemment. Les principaux avantages, qui le frappaient dans ces pièces d'imitation, étaient ceux de la durée, de la propreté et de la ressemblance des couleurs avec celles de la nature : ce sont là, en effet, comme nous l'avons fait remarquer, les trois qualités qui distinguent les dents de porcelaine. N'y eût-il que cette simple observation de Fauchard, elle était plus que suffisante pour mettre sur la voie de cette invention : mais Fauchard ne s'est point borné à cette simple indication, et s'il ne désigne pas nominativement les dents de porcelaine, il est évident, qu'il employait, pour composer son émail factice des matières qui y ont rapport. Il n'y aurait donc rien d'étonnant qu'il eût été le premier, par la suite, à employer la pâte de porcelaine, pour fabriquer le corps même de ses dents artificielles ; il ne le dit pas positivement, mais on peut le conjecturer.

Si l'apothicaire de Saint-Germain eût été dentiste de profession, il n'y a pas de doute qu'on aurait pensé de suite, qu'il avait puisé cette idée dans Fauchard; la différence de profession fut cause, qu'on ne songea point à ce dernier. Quoiqu'il en soit, il est très-probable que M. Duchateau n'était nullement étranger à la lecture des écrits de ce célèbre dentiste, et que le chapitre XIX lui a suggéré l'idée de se faire construire un râtelier, qui ne fût pas sujet aux inconvéniens des substances animales ; or c'est en cela, que consiste toute l'invention ; il serait bien fâcheux, pour ceux qui se sont donnés comme les auteurs de cette découverte, de se voir obligés de la restituer à Fauchard.

« J'ai pensé, dit ce père de l'art du dentiste, que je trouverais ce secours dans le seul usage de l'émail artificiellement composé ; j'ai cru aussi, que je parviendrais par-là, non seulement à imiter le plus parfait émail des dents, mais même la couleur *naturelle des gencives*, dans le cas où il s'agit de les remplacer artistement, en tout, ou en partie (1) ». Il est prouvé par le passage

(1) Bourdet lui-même, a employé l'émail rose, pour former les gencives dans quelques pièces de dents artificielles. (Recherches sur l'Art du Dentiste, tome II, page 234).

que nous venons de citer, que Fauchard imi-
tait non seulement l'émail, mais encore les diverses nuances dont se compose la couleur des
dents naturelles et des *gencives.* « Afin que l'*émailleur* soit mieux instruit, ajoute-t-il, de cette
nuance, on lui fera voir quelque dent pareille
en couleur à celle qu'il doit émailler, ou bien,
on lui montrera celles qui tiennent encore à
la bouche ». On ne peut douter, d'après ces
lignes, que *Fauchard* ne fît usage pour ses
émaux de diverses matières colorantes. Certes,
il n'y a pas loin de-là à l'invention des dents
faites en entier de pâte de porcelaine ; ce que
Fauchard ajoute fortifie encore davantage nos
conjectures. « Les avantages, dit-il, page 288,
de l'émail employé aux dents artificielles, ne
se bornent pas seulement à l'ornement qu'il procure, mais il en résulte, encore que les dents
ou les dentiers émaillés de même *peuvent durer
un temps très-considérable*, puisque l'émail est
un corps très-peu susceptible de *changement et
d'altération* ». Voilà les principaux avantages des
dents de composition bien clairement décrits.
Ainsi donc, en supposant que M. Duchateau ait
eu connaissance des écrits de Fauchard, ce dont
il n'est guère permis de douter, on peut reven-
diquer avec justice pour cet ancien dentiste le
mérite de la priorité, ou du moins celui d'a-

voir suggéré l'idée primitive de l'invention des dents incorruptibles (1). Quant à ceux, qui s'attribuent exclusivement cette découverte, on pourrait les renvoyer à la fable du Geai paré des plumes du paon.

Les prétendus inventeurs ne manqueront pas sans doute de dire, que tout ce que nous venons d'avancer se réduit à de simples conjectures, à des hypothèses chimériques qui nous ont été suggérées par le désir de frustrer les véritables inventeurs du mérite d'une découverte, que nous trouverions plus commode d'attribuer à un praticien mort depuis longues années. Certes, nous ne sommes mus par aucun sentiment de jalousie ou de rivalité, car nous n'avons jamais songé à nous faire passer pour les inventeurs des dents de porcelaine. Si nous avons perfectionné cette découverte, en obtenant des nuances nouvelles, et en approfondissant les procédés de fabrication, nous n'avons jamais eu

---

(1) Guillemeau, avant le traité de Fauchard, avait donné la composition d'une pâte, pour faire des dents artificielles qui ne jaunissent jamais; la voici : prenez de la belle cire blanche fondue avec un peu de gomme élénie où l'on ajoute une poudre de mastic blanc de corail et de perle.

Ne serait-il pas possible que cette formule ait inspiré l'idée de faire des dents artificielles avec la pâte de porcelaine,

la vanité d'exagérer l'importance de nos améliorations , ni le dessein d'en faire un mystère
au public ; au reste , nous essaierons de répondre en peu de mots aux objections , qu'on pourrait opposer à nos raisonnemens.

Si Fauchard , nous dira-t-on , avait fabriqué
des dents de porcelaine, comment n'en aurait-
il pas parlé expressément dans son ouvrage , où
il n'a rien négligé de tout ce dont la connaissance pouvait être utile au public ? A cela je
réponds : que la première édition du Chirurgien-dentiste , ayant paru en 1728 , il est possible que Fauchard , à cette époque , n'ait pas
encore eu la pensée de faire pour le corps même
de la dent ce qu'il faisait déjà pour la super-
ficie ; mais par la suite, ayant continué à exercer
sa profession pendant un espace de plus de trente
ans , il est probable qu'il ne se sera pas borné à la
fabrication des émaux , d'autant plus qu'il paraît avoir été frappé de l'inconvénient attaché
à l'emploi des matières putrescibles ; et ne serait-il pas possible, que Fauchard eût profité des
belles expériences de Réaumur , qui ont si
puissamment contribué à l'établissement de la
manufacture royale de porcelaine de Sèvres. Ne
serait-il pas possible , qu'entraîné par ses idées
sur les avantages de la pâte de porcelaine pour

fabriquer des dentiers complets , il en eût fait quelques essais ? La découverte qu'un nommé Faunay fit, en 1740, de la manière d'appliquer le beau rouge sur la porcelaine, n'aurait-elle point déterminé cet illustre dentiste à faire avec les dentiers des gencives factices ? Or , il n'a pu parler dans son livre , publié antérieurement, d'un procédé auquel il n'aurait eu recours que dans des temps postérieurs ; ce n'est guère que par la tradition, qu'on pourrait recueillir quelques lumières à cet égard ; au surplus , nous nous hâterons d'abandonner une question , qui finirait par devenir oiseuse, et sur laquelle , près d'un siècle s'étant écoulé depuis la mort de Fauchard , on ne peut raisonnablement espérer des éclaircissemens. Nous nous soumettons sans peine , s'il le faut , au reproche d'être animé de trop de zèle pour tout ce qui peut intéresser la réputation et la gloire de celui qu'on regarde avec raison comme le fondateur et le père de l'art du dentiste. Le chapitre XIX de l'ouvrage de ce célèbre dentiste doit trouver place ici , afin que le lecteur puisse juger si notre observation est fondée.

« LE CHIRURGIEN-DENTISTE , (tom. II , pag.
» 283 et suiv. , chap. XIX). — *Manière d'émail-*
» *ler les dents , ou les dentiers artificiels , afin de*

» *rendre leur décoration plus régulière et plus*
» *agréable.*

» Il est presque impossible , du moins il est
» très-difficile, de rencontrer aucune des matières
» que j'ai indiquées pour construire des den-
» tiers artificiels , qui soit capable de fournir
» des pièces entières naturellement émaillées
» dans toute leur étendue, et dont la couleur
» se trouve conforme aux dents naturelles de
» ceux auxquels on est obligé d'en substituer à
» la place de celles qui leur manquent. C'est
» cet inconvénient , qui m'a donné lieu de
» chercher les moyens de rendre uniformes ces
» pièces , autant qu'il serait possible , en con-
» formant leur blancheur à celle des dents ,
» lorsqu'il en reste encore dans la bouche. J'ai
» tâché d'imiter la nature, et même de l'enri-
» chir, par ces dentiers artificiels , dans les cir-
» constances qui concernent l'ornement de la
» bouche.

» J'ai pensé que je trouverais ce secours dans
» le seul usage de l'émail artificiellement com-
» posé : j'ai cru aussi que je parviendrais par-là ,
» non seulement à imiter le plus parfait émail
» des dents , mais même la couleur naturelle
» des gencives, dans les cas où il s'agit de les
» remplacer artistement , en tout , ou en partie.

» Pour y réussir , j'ai consulté les émailleurs

» les plus habiles, et par les conférences que j'ai
» eues avec eux , j'ai rendu praticable ce que je
» crois que d'autres n'ont point mis en usage
« jusqu'à présent. On a imité les yeux naturels
» par des yeux composés d'émail ; mais on a né-
» gligé la même application de l'émail à l'égard
» des pièces de dents artificielles, qu'on substitue
» aux dents naturelles; cependant, outre tous les
» avantages que les dentiers artificiels ont au-
» dessus des yeux d'émail , ils servent , comme
» eux, à l'ornement, et réparent de même les dé-
» fauts des parties dont les difformités choquent
» au premier aspect.

» La pièce que l'on doit construire et garnir
» de dents émaillées , doit être auparavant ajus-
» tée à l'endroit de la mâchoire qu'elle doit oc-
» cuper , suivant toutes les dimensions requises :
» il faut néanmoins n'y avoir formé encore au-
» cune dent. On appliquera sur la face extérieure
» de cette pièce une lame d'or , ou d'argent,
» épaisse d'environ une demi-ligne : cette lame
» occupera toute l'étendue de la face extérieure,
» si le râtelier doit être complet: si ce râtelier
» doit recevoir dans de certains intervalles quel-
» ques dents naturelles , et dans d'autres servir
» à former quelques dents émaillées, on prati-
» quera des entailles vis-à-vis les dents natu-
» relles , pour les y loger ; et dans l'intervalle

» de l'une à l'autre dent, on garnira la surface
» extérieure de la pièce artificielle de petites la-
» mes aussi d'or, ou d'argent. On tracera en-
» suite avec une lime la figure des dents sur
» cette lame, pour marquer l'intervalle des dents
» qu'on doit former : tout étant ainsi disposé,
» on remettra cette pièce à l'émailleur, pour
» qu'il couvre cette lame d'émail. On formera
» chaque dent émaillée de l'étendue requise, et
» de couleur semblable à l'émail des dents natu-
» relles de la personne à laquelle il s'agira d'ajus-
» ter la pièce émaillée. Pour que l'émailleur soit
» mieux instruit de cette nuance, on lui fera
» voir quelque dent pareille en couleur à celles
» qu'il doit émailler, ou bien on lui montrera
» celles qui tiennent encore à la bouche.

» Si ce sont des dents humaines sur lesquelles
» l'émailleur doit se régler, soit que ces dents
» aient été prises dans la bouche du même sujet,
» soit qu'elles aient été tirées de la bouche d'un
» autre, il faut que ces dents aient trempé dans
» l'eau commune, au moins vingt-quatre heu-
» res, pour pouvoir leur donner à-peu-près la
» même couleur des dents qui restent en place.
» Ensuite l'émailleur continuera de les tenir dans
» l'eau, afin de mieux attraper leur degré de
» blancheur ; car lorsqu'elles sont sèches, elles

» ne sont jamais bien conformes en couleur
» aux naturelles.

» Lorsque les gencives sont consumées to-
» talement, ou en partie, la lame d'or, ou d'ar-
» gent doit être plus ou moins large, suivant la
» déperdition de substance de la gencive. On
» figure les petites éminences que les gencives
» forment dans l'intervalle de chaque dent, et
» les demi contours qu'elles forment aussi de
» l'une à l'autre dent, et on supplée au défaut
» des gencives, par d'autres si bien imitées en
» émail, qu'elles ont la véritable couleur des na-
» turelles.

» La lame dont je parle, ne peut être émaillée
» sans la porter au feu, et par conséquent, sans
» être séparée de la pièce d'os sur laquelle on
» doit l'appliquer après qu'elle est émaillée. En-
» suite on doit l'assujettir par ses extrémités,
» au moyen d'une, ou de plusieurs vis, suivant
» son étendue, ou au moyen de goupilles rivées à
» rivure perdue, qui perceront la pièce émail-
» lée et la pièce d'or d'outre en outre.

» Si l'on veut que cette lame émaillée ne
» couvre point toute la longueur de la face ex-
» térieure de la pièce, on fait une entaille à
» cette même pièce, pour loger la lame dans la
» profondeur de l'entaille, et à niveau de la
» surface de la pièce.

» Il faut encore remarquer, que l'extérieur de
» chaque dent émaillée doit paraître un peu con-
» vexe, et que l'émail ne doit pas être beaucoup
» apparent dans le fond de chaque intervalle,
» afin que les dents, artistement émaillées, en
» paraissent plus naturelles. Ces pièces émail-
» lées s'appliquent sur les gencives, et y sont
» assujetties, de même que les précédentes, soit
» par des attaches de fil, soit par des tenons,
» soit par des ressorts.

» Si l'on veut ne réparer qu'un, ou plusieurs
» défauts du dentier artificiel dépourvu dans
» quelque endroit de son émail naturel, on
» rapporte dans cet endroit une petite lame d'or
» ou d'argent d'une étendue suffisante pour ca-
» cher tous les défauts de la pièce : on donne
» ensuite cette pièce à l'émailleur, pour y mettre
» un émail conforme au reste de l'émail de cette
» même pièce, que l'émailleur fait tremper dans
» l'eau pour la raison que nous venons d'alléguer.
» On joint cette pièce avec la lame le plus artis-
» tement qu'il est possible : voilà le seul moyen
» de réparer un tel défaut.

» Les avantages de l'émail employé aux dents
» artificielles, ne se bornent pas seulement à l'or-
» nement qu'il procure, mais il en résulte encore
» que les dents ou les dentiers émaillés de même
» peuvent durer un temps très-considérable,

» puisque l'émail est un corps très-peu suscep-
» tible de changement et d'altération ».

Mais revenons à M. Duchateau et à ses suc-
cesseurs.

Douze ans s'écoulèrent , sans qu'on entendît
parler de la découverte des dents de porcelaine,
qu'il aurait été si nécessaire de communiquer aux
personnes de l'art ; ce ne fut qu'en 1788 , qu'un
dentiste de Paris , M. Dubois-Chément , prit des
arrangemens avec M. Duchateau , pour obtenir
la connaissance de ses procédés ; une fois en
possession de ce secret , M. Dubois-Chément (1)
fit sonner toutes les trompettes de la renommée,
pour annoncer ses nouvelles dents de pâte minérale , qu'il fut le premier à décorer du titre
d'incorruptibles (2). Cependant, malgré tous les

---

(1) M. Gariot, dans son Histoire des maladies de la
Bouche, à l'article Dents artificielles, page 295 ; décrit
fort au long les avantages des dents, faites avec la pâte
incorruptible dont il avoue avoir acheté le procédé à
M. Dubois-Chément, sous la condition de ne le point
publier.

Ce praticien distingué a tenu sa promesse.

(2) M. Dubois-Chément exagéra à cette époque les
avantages des Dents incorruptibles, dans une brochure qu'il
publia sous le titre de Dissertation sur les avantages des
nouvelles Dents et Râteliers sans odeur, 1789; cette brochure était remarquable par l'exagération de l'Auteur et
surtout par la proscription dont il frappait toutes les matières qu'employaient les Dentistes.

moyens mis en usage par le nouveau posses-
seur, il se vit frustré dans sa spéculation, tant il
est vrai que l'exagération appelle toujours la dé-
fiance : en frappant de proscription toutes les
autres substances, qui jusqu'alors avaient été employées pour la fabrication des dents, M. Dubois-Chément ne parvint point à déterminer le
public, à adopter l'usage de ses dents de porcelaine, parce que ses essais, encore informes,
imitaient très-mal la nature.

Le successeur de l'apothicaire de Saint-Germain était doué de beaucoup de persévérance ;
ayant échoué auprès du public, il s'adressa à
l'académie de chirurgie, mais vainement ; la con-
clusion des commissaires, MM. Dubois-Foucou
et Sue, qui furent chargés de l'examen de ce
procédé, ne lui fut guère favorable, et dut singulièrement contrarier son impatiente avidité :
pour prononcer avec connaissance de cause, ces
commissaires jugèrent à propos de s'en remettre
au temps et à l'expérience. Ce n'était pas là du
tout la décision, qu'attendait M. Dubois-Chément,
pour organiser ses ateliers de fabrication de dents
artificielles. A la même époque, où peu de temps
après, il obtint de la société royale de médecine,
à laquelle il présenta également ses nouvelles
dents, un rapport qui lui fut favorable ; il prit
alors un brevet d'invention, par lequel il avait

seul, pendant quinze ans, le droit de fabriquer des dents de pâte minérale. On assure que M. Dubois-Chément, n'ayant pas tenu ses promesses à l'égard de Duchateau, qui lui avait communiqué ce procédé, celui-ci lui contesta la priorité de l'invention ; mais l'apothicaire de Saint-Germain perdit, le brevet étant un titre irrécusable, et assurant, à celui qui le possède, le mérite d'une invention, qui souvent n'est pas la sienne. Au reste, ce n'est pas la première fois que le véritable inventeur s'est vu frustré de son invention. Quoiqu'il en soit, malgré son brevet, et l'importante approbation de la société de médecine, malgré enfin tout ce qu'il put dire dans les journaux du temps, M. Dubois-Chément ne parvint pas au but qu'il s'était proposé ; dans son dépit, et peut-être aussi pour se soustraire aux dangers qui existaient alors en France, il prit la résolution de quitter Paris, et d'aller transporter la nouvelle invention sur des rives étrangères ; ce projet qu'il ne tarda pas à exécuter lui réussit ; arrivé en Angleterre, il obtint du roi un privilège exclusif à exploiter pendant douze ans.

M. Dubois-Foucou, de son côté, ayant examiné avec plus d'attention le procédé sur lequel il avait précédemment été chargé de faire un rapport au nom de l'académie de chirurgie, M. Dubois-

Foucou, dis-je, s'empara de cette idée, et cher-
cha à corriger les imperfections d'un moyen,
qui paraissait avoir sur les méthodes accoutu-
mées, l'avantage de conserver la fraîcheur et
la douceur de l'haleine, les dentiers de porcelaine n'étant pas, nous l'avons déjà fait remarquer, putrescibles ; au lieu que ceux qui ont
été fabriqués avec des substances animales, auront toujours l'inconvénient de s'imprégner de
miasmes impurs, de se ramollir par l'influence
de la salive, et de rendre ainsi nécessaire, de
temps à autre, leur entier renouvellement, ce
qui est à-la-fois dispendieux et incommode.

Animé par le désir d'être utile, M. Dubois-
Foucou lutta long-temps contre les difficultés,
que présentait cette entreprise ; il commença
par employer la porcelaine dure ; mais comme
la cuisson de cette substance exigeait un dégré
de chaleur dont le fourneau de M. Dubois-
Foucou n'était pas susceptible, il crut devoir
essayer, pour cet usage, de la porcelaine tendre de Sèvres, qu'on pouvait cuire parfaitement avec un feu plus modéré ; cet essai ne lui
réussit point ; il ne tarda pas à s'apercevoir,
que les dents fabriquées avec de la porcelaine
tendre se ramollissaient, et finissaient par se
décomposer dans la bouche, ce qui provenait
des miasmes et de l'influence des sucs salivaires,

de façon que ces nouvelles dents avaient tous les inconvéniens des anciennes faites de substances animales. M. Dubois-Foucou se trouva donc forcé d'abandonner ce moyen. Cependant, loin de se laisser décourager par ces contrariétés, il continua de se livrer à ses recherches, toujours guidé par le désir de perfectionner un moyen dont l'art s'était enrichi, il essaya de faire des dentiers avec une pâte composée d'autres terres; il en employa même de colorantes.

En conséquence, il composa la base de ses dents artificielles avec la terre argilleuse de Limoges, connue des chimistes sous le nom de Kaolin; cette terre, suivant la recette de M. Dubois-Foucou, sert de base aux autres substances, qui entrent dans la composition de la pâte, qu'il emploie pour faire des dents artificielles; cette terre se colore avec des substances métalliques oxidées: on l'emploie seule, ou bien on la combine avec d'autres terres ou sables; ce sont : 1°. la terre d'Ombre, qui contient du fer en état d'oxide; 2°. le sable de Belleville, qui contient en petite quantité des substances ferrugineuses; 3°. la terre de Renard, qui est très-argilleuse et ferrugineuse; 4°. le Manganèse; 5°. le Cobalt; 6°. le Petunzé; on appelle ainsi une sorte de caillou dont on se sert pour émailler le Kaolin, et qui se trouve dans les environs de Limoges.

C'est avec ces diverses substances que M. Dubois-Foucou composa des dents artificielles de trois couleurs principales; savoir: le blanc-bleu, le blanc-gris et le blanc-jaune; ces trois couleurs sont susceptibles de se teindre de nuances diverses, il ne faut pour cela que varier les combinaisons des substances que nous venons d'énumérer; il est donc juste de proclamer, que si M. Duchateau est le véritable inventeur des dentiers de porcelaine, M. Dubois-Foucou est le premier qui a donné de la publicité à cette invention, et qui s'est occupé de l'améliorer; c'est un mérite qu'on ne saurait lui contester, quoique les moyens de fabrication, indiqués par cet habile dentiste, n'aient pas réussi à ceux qui les ont employés, parce qu'en effet, ils sont insuffisants; il n'en est pas moins vrai de dire, que les efforts de M. Dubois-Foucou ont puissamment contribué à la propagation de cette méthode. La brochure (1) qu'il publia à ce sujet a eu l'avantage d'appeler l'attention de ses confrères sur ce nouveau procédé, et d'exciter leur émulation;

---

(1) Exposé d'un nouveau procédé pour la confection des Dents dites de composition. Paris, 1808.

à ce titre M. Dubois-Foucou a de justes droits à leur reconnaissance et à celle du public. En effet, si par la suite plusieurs dentistes sont parvenus par eux-mêmes à des résultats heureux, c'est en grande partie à M. Dubois-Foucou, qu'ils en sont redevables.

Tel était l'état où se trouvait la découverte ingénieuse du pharmacien de Saint-Germain, lorsque M. Fonzi s'annonça comme ayant tout-à-fait perfectionné les dents de porcelaine dont il semblait même se croire l'inventeur, dans l'ivresse sans doute, que lui causait sa réussite inespérée.

La justice et l'impartialité veulent, que nous disions ici, que les perfectionnemens de M. Fonzi, sans être nombreux et considérables, étaient cependant très-réels et très-utiles ; jusques là ses devanciers n'avaient fabriqué leurs dents artificielles que d'une pièce, et en cela ils s'écartaient de l'imitation de la nature, qui a composé nos râteliers de la réunion de trente-deux organes différents ; M. Fonzi composa les siens d'une cuvette de platine sur laquelle il fixa les dents une à une au moyen d'un crampon, qui est introduit dans chaque dent avant la cuisson, et qui s'y fixe par le retrait.

Il est incontestable que ces nouvelles dents, si non parfaites, étaient du moins supérieures à

celles qui avaient été confectionnées jusques
là par MM. Duchateau, Dubois - Chément et
Dubois - Foucou ; une différence essentielle,
qui existe entre les dents nouvelles et les anciennes, c'est que celles-là sont faites une à
une, qu'elles reçoivent des crampons de platine,
et que par leur couleur elles imitent davantage
la nature. Tels sont, dans la réalité, les perfectionnemens apportés par M. Fonzi à l'invention
de l'apothicaire de Saint-Germain, depuis long-
temps connue.

L'Athénée des arts à qui ces nouvelles dents
furent présentées, chargea une commission,
composée de quelques-uns de ses membres,
de les examiner(1). Sur le rapport extrêmement
favorable de ces messieurs, l'Athénée décerna
une médaille et une couronne au sieur Fonzi,
le 14 mars 1808 ; ce qui est, suivant les termes
du rapport, le maximum des récompenses. Le
premier inventeur n'avait pas été aussi heureux, aucun laurier ne lui fut décerné de son
vivant, et il est mort sans prévoir le succès
qu'auraient un jour ses râteliers de porcelaine.
Au reste, il en a été de même de presque toutes

______

(1) Ce rapport fut rédigé par M. Fabre, médecin ; et
aucun dentiste, véritable juge compétent dans cette affaire,
ne fut appelé pour examiner ces nouvelles dents.

les inventions ; les véritables auteurs en ont rarement recueilli les fruits , et l'oubli même a
enseveli jusqu'à leur nom. Il fait bon de venir
à temps , et l'on a raison de dire qu'une fortune
héritée est la plus douce de toutes ; assurément ,
M. Duchateau, lorsqu'il mourut , ne se doutait
pas que sa découverte dût un jour faire la réputation et le bien-être d'un dentiste étranger:
quoiqu'il en soit , M. Fonzi s'occupa de donner
toute la publicité possible au nouveau procédé ;
encouragé par le rapport de l'Athénée des arts ,
il se présenta avec confiance devant l'académie
de médecine , tenant en main ses râteliers de
porcelaine , et sollicitant un examen : l'académie prit sa demande en considération , et son
rapport confirma les éloges de l'Athénée. En
fallait-il davantage pour exalter l'amour-propre
de ce dentiste: muni d'approbations aussi impo-
santes , il crut devoir se permettre de proscrire
en dernier ressort tous les procédés suivis jusqu'alors par les dentistes (1). Cependant, comme

---

(1) M. Maury dans une lettre qu'il vient d'adresser à
MM. les Dentistes, proscrit, comme l'ont fait ses devanciers, toutes les substances qu'on emploie encore pour la
fabrication des Dents artificielles, et leur conseille de ne
poser désormais que les Dents en porcelaine, qu'on peut
acheter chez lui, ou chez ses confrères connus pour en
fabriquer.

il ne voulait pas, que ces derniers renonçassent à leur profession, il avait la générosité de leur offrir, dans un prospectus obligeant, de leur fournir à juste prix des assortimens de ses dents incorruptibles, qu'il appelait terro-métalliques.

On se tromperait, si l'on croyait, que nous ayons contre ce dentiste aucun motif d'animosité ou de ressentiment personnel ; nous ne sommes mus que par l'intérêt de l'art, et nous ayons commencé par rendre justice aux améliorations de M Fonzi ; mais la vérité est que MM. Dubois-Chément et Dubois-Foucou ont devancé le sieur Fonzi, qui ne fut d'abord que leur imitateur, et le copiste de leurs procédés.

Après la publication de la brochure de M. Dubois-Foucou, et après les rapports qu'obtint M. Fonzi, pour les perfectionnemens apportés à l'invention des dents incorruptibles, plusieurs dentistes essayèrent d'en faire, mais avec peu de succès. M. Dubois-Foucou, toujours guidé par l'amour de l'art, crut devoir, sous le voile de l'anonyme, déposer des fonds en 1812, pour une médaille qui devait être décernée à celui qui traiterait le mieux les cinq questions suivantes proposées par la société de médecine.

Ire. *Question.* Quels sont les motifs de préférence, que la porcelaine mérite sur les différentes matières animales, pour la construction des dents.

IIe. *Question*. Quels sont les moyens les plus simples et les plus économiques à employer, pour composer et colorer la pâte ainsi que l'émail, et pour les cuire.

IIIe. *Question*. Le précipité pourpre de Cassius (oxide d'or précipité par le muriate d'étain) est-il préférable à toute autre substance pour colorer les gencives au besoin ? Quelle est la manière de l'employer ?

IVe. *Question*. Le platine jouit-il des propriétés, qui le rendent plus apte que les autres métaux, à disposer les dents de manière à pouvoir être facilement réunies entre elles après la cuisson ?

V. *Question*. Quels sont les moyens mécaniques les plus avantageux pour monter les dents, et les ajuster dans la bouche, sans nuire à la solidité des dents naturelles.

Deux mémoires furent adressés à la société de médecine, l'un par Maggiolo de Nancy, et l'autre par M. Cornélio de Turin : celui de Maggiolo obtint une mention honorable à titre d'encouragement ; la commission ne trouvant pas que les questions eussent été résolues.

Maggiolo est mort avant d'avoir fait imprimer son travail ; on assure que M. Dubois-Foucou l'a acheté de sa veuve : et M. Cornélio a fait imprimer le sien en italien ; mais il paraît qu'il n'a nullement répondu à l'attente de la société de médecine ; son mémoire ne dit rien qu'on ne connaisse.

Zélé pour les progrès d'un art qu'il exerce avec distinction, M. Dubois-Foucou n'a pas cessé de faire des recherches sur les meilleurs procédés pour faire les dents incorruptibles, et nous ne doutons pas qu'il n'ait changé et modifié les moyens qu'il a indiqués dans sa brochure. Ce praticien ne peut s'être borné à exciter le zèle de ses confrères, il a dû faire de nouvelles expériences, pour que ses ouvrages pussent rivaliser avec ceux des autres dentistes (1), qui ont marché sur ses traces dans la fabrication des dents incorruptibles. Quoiqu'il en soit, si cette invention parvient un jour à un degré de perfection

----

(1) A l'époque où M. Fonzi présenta à l'Athénée des Arts, ses dents incorruptibles, à l'effet d'obtenir son approbation, M. Dubois-Foucou, soumit à la même société la brochure dans laquelle il indiquait les procédés pour faire des Dents de composition. Des commissaires furent nommés pour examiner les dents qu'il fabriquait ; mais ces Messieurs déclarèrent, dans leur rapport, qu'elles étaient défectueuses, et qu'elles n'imitaient nullement la nature.

qui ne laisse plus rien à désirer, ce sera à M. Dubois-Foucou qu'on en sera redevable.

Déjà on peut assurer, que les questions proposées ont été presque résolues par des dentistes qui n'avaient pas concouru ; peut-être le lecteur trouvera-t-il, ainsi que la société de médecine elle-même, qu'elles le sont amplement dans cet ouvrage. En effet, que demandait la société de médecine ? D'indiquer les motifs qui devaient faire préférer la porcelaine aux matières animales ; je les ai signalés.

Elle désirait aussi connaître les moyens de composer et de colorer la pâte et l'émail, ceux pour les faire cuire ; je les ai également indiqués. Elle demandait encore si le précipité de Cassius devait être préféré pour colorer les gencives ; j'ai répondu que non, et j'ai indiqué le muriate d'or précipité à la potasse, qui convient uniquement pour cet objet, parce qu'étant incorporé dans l'émail même, il donne une couleur inaltérable, comme celle de la dent.

Elle voulait encore savoir si le platine convenait mieux que les autres métaux pour disposer et monter les dents incorruptibles ; sur ce point, j'ai répondu affirmativement. Elle réclamait enfin les moyens mécaniques les plus avantageux pour monter les dents et les ajuster dans la bouche, sans nuire à la solidité des dents naturelles ; c'est surtout à ces dernières questions que je crois avoir complètement satisfait.

Les divers moyens que je produis dans la quatrième et dans la cinquième sections, ne laissent, je crois, rien, ou du moins peu de chose, à désirer.

Je m'estimerai heureux, et je me croirai amplement dédommagé de mes travaux, si la société de médecine pense, que j'ai mieux fait que ceux qui m'ont précédé.

Nous terminerons cette seconde section par l'examen de quelques assertions de l'auteur de l'article *Dent*, du Dictionnaire des Sciences Médicales. Cet auteur émet une opinion qui nous a paru exagérée relativement aux dents de composition, auxquelles il préfère les dents humaines, par la raison, dit-il, « qu'elles se conser-
» vent plus long-temps que toutes les autres; nous
» les conseillons donc *exclusivement* : en géné-
» ral, les dents de composition ne flattent l'œil
» qu'avant d'avoir été placées dans la bouche ;
» elles n'imitent jamais bien la couleur des dents
» naturelles ; souvent leur aspect est *désagréable*
» et même *dégoûtant* ; les habiles dentistes ne
» les emploient jamais, ou bien peu du moins en
» font usage : ces dents sont, pour la plupart,
» sujettes à se briser, quoi qu'en disent ceux

» qui les fabriquent ». Il y a presque autant d'erreurs que de lignes dans le passage que nous
venons de transcrire, ce qui est d'autant plus
étonnant, que l'auteur, dans ce qui précède
et dans ce qui suit, a fait preuve d'une connaissance peu ordinaire dans les principes théo-
riques de l'art du Dentiste. Par l'arrêt de proscription dont il frappe les dents de composition, il se met en opposition avec les jugemens
de l'Athénée des arts et de l'Académie de médecine. Il n'y a donc pas de témérité à nous de
prendre, contre cet auteur, la défense de deux
corps célèbres ; d'abord, il est faux de dire « que
les habiles dentistes n'emploient jamais des dents
de composition ». Le contraire se voit tous les
jours, particulièrement à Paris où l'on se sert
aussi de dents humaines, d'hyppopotame, etc.
L'objection que fait l'auteur de cet article aux
dents de composition, de n'imiter jamais la
couleur des dents naturelles, n'est vraie qu'à
l'égard de celles qui sont fabriquées par des
mains ineptes : j'ose me flatter que les dents qui
sortent de mon laboratoire, ne laissent peut-
être rien à désirer pour la forme et pour la couleur ; d'ailleurs, cette objection n'est qu'acci-
dentelle, puisque d'un moment à l'autre il est
possible, qu'on perfectionne encore davantage
les teintes. On verra dans cet ouvrage que je

suis déjà parvenu à obtenir des nuances qu'il paraissait très-difficile de reproduire exactement. Quant à ce que dit le même auteur, de l'aspect *désagréable* et *dégoûtant* qu'offrent les dents de composition, il est évident que cela ne peut s'appliquer qu'à ces essais informes et grossiers dont je viens de parler, et avec lesquels il serait souverainement injuste de confondre les dents, qui ont été fabriquées par de véritables gens de l'art. L'auteur de l'article n'est pas plus heureux dans ce qu'il affirme des dents humaines, qui, dit-il, « se conservent beaucoup plus long-temps que toutes les autres ». Je suis loin de nier la supériorité qu'ont les dents humaines, sous plusieurs rapports, sur les autres modes de remplacement ; je me suis déjà expliqué à leur égard, et la manière dont je les emploie a commencé ma réputation de Dentiste ; mais je dois dire qu'il est faux qu'elles durent plus long-temps que les autres ; elles sont, par leur nature même, sujettes à la corruption, parce que leur tissu moins dense, plus spongieux que celui des dents métalliques, est plus exposé à l'influence des causes extérieures, et à s'imprégner des sucs salivaires, des miasmes exhalés des poumons, etc., ce qui met souvent dans le cas de remplacer ces dents par d'autres plus fraîches, afin de remédier à la mauvaise odeur

qu'elles répandent. Ce sont là des faits incon-
testables, et qu'une expérience journalière ne
permet pas de révoquer en doute.

La véritable supériorité des dents naturelles
consiste principalement dans leur couleur, qui se
marie parfaitement avec celle des autres dents
auxquelles on les a aggrégées, lorsque toutefois
on les a bien choisies (1). Cela se conçoit sans
peine, puisque rien ne ressemble plus à une
dent humaine vivante qu'une dent humaine morte:
en outre, comme cette dent insérée dans la
bouche est soumise aux mêmes influences que
ses voisines, elle tend de plus en plus à s'y as-

---

(1) C'est surtout dans les petites villes de province que
cette supériorité est encore plus sentie, parce qu'en effet
les Dentistes y sont généralement peu habiles, dans le
mécanisme, de sorte que s'il arrive quelque dérangement
à une pièce incorruptible un peu compliquée, ils sont
incapables de pouvoir y remédier. Il serait donc important,
qu'ils connussent les moyens d'y parvenir : c'est ce motif
qui fera encore long-temps préférer par eux et peut être
par les personnes qui résident dans les villes éloignées de la
capitale, les pièces faites en hyppopotame et en dents naturelles. Cependant il faut espérer que ces Dentistes ne
resteront pas étrangers à la méthode des dents incorruptibles et que même, celle-ci se perfectionnant, ils pourront
remédier facilement aux accidens qui pourraient quelquefois, quoique rarement, arriver aux dentiers incorruptibles confectionnés à Paris ou dans toute autre grande
ville, on en verra les preuves dans les sections suivantes.

similer , en variant ses nuances suivant les modifications que le temps , l'action des sucs salivaires et autres causes font subir à la couleur
des dents vivantes. Les dents de porcelaine sont
dépourvues de tous ces avantages par leur in-
corruptibilité même ; inaltérables , elles conservent toujours leur nuance primitive; de sorte
que lorsque l'émail des voisines vient à jaunir,
à se tacher , par suite des exhalaisons pulmoni-
ques , ou d'autres causes , alors la couleur , toujours égale des dents incorruptibles forme un
contraste désagréable , et trahit le secret d'une
imperfection , que souvent on voudrait cacher.
On remédie à cet inconvénient en substituant
aux dents , dont la couleur n'est plus en harmonie, d'autres du même genre , dont on assor-
tit les nuances.

De ce que nous venons de dire , on doit
conclure , qu'il ne faut point donner de préférence exclusive à tel ou tel moyen , mais se
servir de tous ceux qui sont utiles , suivant les
circonstances et le désir que peuvent témoigner
les personnes , qui sont dans le cas de recevoir
l'application de ces moyens : en général , il faut
se garder de proscrire ; car au lieu d'étendre
les limites de l'art, on ne fait , par ces prohi-
bitions , que les resserrer davantage. Je reviens
aux dents incorruptibles , et surtout au premier

procédé, parce qu'il a donné naissance aux autres. En commençant notre précis historique ,
nous avons fait connaître le procédé employé
par feu Duchateau ; nous croyons devoir rappeler ici, que ce procédé consistait à faire d'un
seul morceau tout le dentier : dans la suite ,
nous avons également vu , qu'on préféra faire
les dents, une à une, ce qui était se rapprocher
davantage de la nature. Cette dernière méthode a été généralement adoptée , et elle mé-
ritait de l'être par les avantages qu'elle offre, et que nous avons signalés ; mais celle de
feu Duchateau peut , suivant les circonstances ,
être utilement employée : c'est ce que nous allons démontrer.

Le principal inconvénient qui s'oppose à l'e-
xécution des dentiers d'une seule pièce, consiste
dans le retrait qui a lieu lors de la cuisson ;
en termes de l'art, nous entendons par retrait ,
la contraction qui s'opère, par l'action du feu ,
de quelques parties d'une pièce qui lui est soumise. Il est certain que ce resserrement ren-
dait très-difficile à ajuster ensuite dans la bouche les dentiers fabriqués originairement par
feu Duchateau ; mais est-il bien certain , que ce
retrait soit aussi considérable, qu'on s'est plu
à le dire ? a-t-on toujours pris toutes les précautions nécessaires pour le rendre presque in-

sensible ? Non , sans doute ; c'était cependant ce dont il fallait s'occuper , avant de proscrire une méthode qu'on pouvait utiliser.

Frappé de cette réflexion , j'ai cru devoir soumettre à un nouvel examen le premier procédé de fabrication, sur lequel on avait trop légèrement prononcé : d'ailleurs , ce qui n'a pas peu contribué à m'inspirer sur cette invention un préjugé favorable , c'est l'empressement avec lequel on s'est hâté de la condamner , de la décrier pendant plusieurs années ; les fabricateurs des nouvelles dents de porcelaine , ceux surtout qui aspirent à un monopole exclusif , se signalèrent d'abord par la proscription de tous les autres moyens usités avant eux.

On agit différemment lorsqu'on est mû par l'intérêt de l'art plutôt que par son propre intérêt ; avant de rejeter une méthode depuis long-temps connue , ou de repousser une découverte nouvelle , on l'examine avec soin , sans prévention et sans partialité ; est-on contraint de la rejeter ? On examine encore si l'on ne pourrait pas en conserver , en retirer quelque chose qui fût utile. C'est ce qu'on n'a point fait pour l'invention de feu Duchateau.

Je me suis d'abord occupé de réprimer le retrait, non seulement sur des pièces partielles , mais encore sur des dentiers complets : je puis donc assurer, que je parviens, non pas à rendre le retrait nul, mais à l'affaiblir tellement, à le rendre si peu considérable, que les pièces que j'exécute d'après l'ancien procédé, atteignent presque toujours au but que je me propose.

Je me suis donc convaincu par mon expérience, que, pour ce qui concerne, surtout les pièces partielles, la méthode de feu Duchateau, de construire le tout d'un seul jet, offrait de grands avantages, lorsqu'il s'agissait surtout de faire des dents artificielles ornées de gencives, et de remplacer une partie du bord alvéolaire détruit par une cause quelconque : l'effet de cette perte fâcheuse étant d'affaisser les joues et les lèvres, ce qui produit une difformité choquante. Les autres modes de remplacement ne remédient point à ce grave inconvénient, mais celui-ci le fait disparaître entièrement. En faut-il davantage pour constater son utilité, et en recommander la pratique : quant à moi, je crois donc que c'est rendre un véritable service aux Dentistes que de leur indiquer ce moyen, de l'emploi duquel je n'ai qu'à me louer ; en général, les pièces faites de cette façon, lorsqu'elles sont posées avec soin, et parfaitement adaptées aux sinuosités maxillaires, surpassent en solidité et en durée toutes les autres.

Dans la cinquième section, je ferai connaître par quel procédé je parviens à atténuer et à rendre presque insensible le mouvement du retrait.

Il est juste de le dire ici, pour l'honneur des Dentistes français, depuis qu'il a été reconnu, que l'invention des dents incorruptibles pourrait être utile au public, beaucoup d'entre eux ont essayé d'en fabriquer, d'après ce qu'ils avaient pu apprendre des divers procédés dont nous avons parlé ; mais peu réussirent, parce que c'est un travail difficile, et pour lequel on ne trouve aucune notion exacte dans les traités de nos plus célèbres chimistes : de sorte qu'on est condamné à des tâtonnemens infinis, et à des dépenses considérables. Parmi ceux qui se sont le plus rapprochés de la perfection, on doit citer M. *Pernet*, pour l'agrément et la fidélité des nuances, qui reproduisent assez bien les teintes naturelles ; mais il est à regretter qu'il n'ait pas su réunir à ce mérite l'élégante imitation des formes ; ses dents artificielles sont presque toujours rondes, ce qui s'écarte de la nature. Cependant nous devons convenir que M. Pernet a surpassé dans cette fabrication MM. Delabarre, Desforges, etc. ; les dents fabriquées par ces derniers pèchent presque toutes par la préparation de la pâte, ainsi que sous beaucoup d'autres rapports. Ce qu'il y a de malheureux, c'est que la plupart des Dentistes, qui ont réussi à fabriquer des dents de porcelaine, ont tous, si l'on en excepte M. Dubois-Foucou, jugé convenable de faire un mystère des procédés employés par eux (1) ; tant la contagion du mauvais exemple est funeste, ou pour mieux dire, tant l'intérêt particulier a su dans tous les temps prévaloir sur l'intérêt général. On a vu précédemment, que M. Dubois-Chément et M. Fonzi s'étaient efforcés de dérober au public et surtout à leurs confrères la connaissance de leurs moyens

---

(1) M. Delabarre, en faisant un cours, a bien donné une formule pour faire des dents de porcelaine ; mais cette composition ne vaut rien. La voici : pâte de porcelaine 2 gros, oxide de fer rouge 2 grains ; faites des dents avec cette pâte et émaillez-les avec de l'émail à porcelaine. L'oxide de fer produit une couleur qui n'est pas naturelle, et il rend d'ailleurs les dents très-fragiles.

Je dois déclarer ici, qu'à l'instant ou j'allais présenter mon manuscrit à la société de médecine, j'appris que M. Delabarre, venait de publier un Traité sur la partie mécanique de l'Art du Chirugien-Dentiste ; la lecture que je me suis empressé de faire de cet ouvrage m'a paru ne devoir m'engager à aucun changement dans le plan que j'ai suivi dans celui-ci ; d'ailleurs les procédés de fabrication indiqués par cet auteur sont si différents de ceux que j'ai donnés, que le lecteur s'apercevra facilement, que nous avons parcouru l'un et l'autre une route tout-à-fait opposée.

de préparation , tandis que toutes les découvertes utiles , celles surtout qui concernent la
santé , ne sauraient être trop tôt et trop uni-
versellement répandues.

Jusqu'ici , il n'existait donc aucun ouvrage
où l'on trouvât exposés avec clarté et précision ,
les moyens qu'il faut employer pour confectionner soi-même les dents incorruptibles ; c'est
pour remplir cette lacune que j'ai cru devoir
publier cet ouvrage : j'ose me flatter de n'avoir
pas omis le plus petit détail de tout ce qu'il
est nécessaire de connaître pour cet effet ,
comme on va le voir dans les sections suivantes.

TROISIÈME SECTION.

Description détaillée des procédés de fabrication des dents incorruptibles.

Nous ne connaissons que la brochure de M. Dubois-Foucou dans laquelle on trouve la description des moyens à employer pour fabriquer des dents incorruptibles ; mais, tout en rendant justice au mérite et aux vues désintéressées de ce praticien distingué, nous avons déjà fait remarquer, que les moyens qu'il indique sont insuffisants et peu sûrs : d'ailleurs, il est très-difficile de se procurer la plupart des ingrédiens qu'il désigne, tels que la terre rouge de Dourdan, etc. (1). En un mot, M. Dubois-Foucou est trop éclairé et trop impartial pour ne pas convenir que, quels que soient les services qu'il n'a cessé de rendre à l'invention des dents faites avec la porcelaine, en la propa-

____

(2) Lors de la publication de la brochure, intitulée *Nouveaux moyens de confectionner les Dents artificielles dites de composition*, je priai envain la personne qui avait fourni cette terre à M. Dubois-Foucou de m'en procurer.

geant, et en appelant sur elle l'attention des autres dentistes, il n'a cependant par lui-même recueilli que peu de fruits de ses efforts, de ses essais multipliés, et sans doute très-dispendieux ; car la réussite, dans ces sortes d'entreprises, dépend souvent d'un concours de circonstances qu'il n'est pas en notre pouvoir de faire naître. En s'empressant de publier des procédés qu'il croyait utiles, en les mettant à la portée de tout le monde, en les offrant généreusement à ses confrères, M. Dubois-Foucou a fait indistinctement la censure de l'égoïsme, qui, depuis, n'a vu dans ce moyen d'utilité générale, qu'une source de profits dont il cherche à s'emparer au moyen d'un monopole exclusif.

Je puis donc, sans offenser sa modestie, affirmer que cette troisième section de mon travail est absolument neuve ; elle manquait essentiellement, et l'on ne peut assez s'étonner qu'une partie aussi nécessaire à l'art du Dentiste n'ait avant moi été traitée à fonds par aucun auteur ; et ce qui doit inspirer quelque confiance, c'est qu'il n'est pas un seul procédé, parmi ceux que j'ai décrits, dont je n'aie fait moi-même de fréquentes expériences ; et l'on peut s'attendre que je n'omettrai aucun détail dans les procédés de fabrication : j'entrerai même, à cet égard, dans les explications les plus minutieuses sur le choix des ingrédiens , et la manière de les combiner , etc.

Le principal mérite des descriptions de ce genre consistant dans l'exactitude et dans la clarté , je ne me ferai point scrupule de me répéter , de revenir sur des détails explicatifs , toutes les fois que cela me paraîtra utile à la parfaite intelligence des procédés.

Considérations générales sur les diverses substances qui entrent dans la composition des dents incorruptibles.

Il y a long-temps sans doute que le public jouirait de tous les avantages que présente la fabrication des dents incorruptibles , si les Dentistes n'avaient pas rencontré , pour y parvenir , tant de difficultés.

Si, peu d'entre eux ont réussi dans ce travail, on ne doit point accuser leur défaut de zèle, ni leur peu de connaissances en chimie ; mais uniquement le silence absolu des traités de chimie , qui se taisent ou qui donnent des renseignemens absolument faux sur des ingrédiens qu'il serait cependant nécessaire de connaître.

Tous les Dentistes qui ont voulu faire des dents incorruptibles, ont commencé par consulter les traités des plus célèbres chimistes , ceux des *Lavoisier*, des *Fourcroy*, des *Chaptal*, et des *Thénard*, afin d'y puiser des notions exactes sur le travail qu'ils voulaient entreprendre. Nous devons le dire à regret, on ne tire de la lecture de ces ouvrages, pleins d'ailleurs d'érudition, que peu de renseignemens pour la confection des dents incorruptibles : souvent même ils induisent en erreur, en donnant des espérances qui ne se réalisent point. En effet, qui ne croirait réussir dans son travail, lorsqu'il verra dans l'un des traités que nous avons cités, que tel oxide fait rouge, que tel autre donne le bleu, que tel autre enfin donne pour résultat le jaune ; qui ne croirait, dis-je, parvenir de suite à faire des dents incorruptibles, en employant les oxides dans l'ordre qu'ils y sont indiqués ? Eh bien ! c'est précisément à l'instant où l'on croit toucher le but auquel on aspire, qu'on s'en trouve le plus éloigné, parce que souvent ces oxides signalés pour donner telle ou telle couleur, donnent le contraire ; c'est surtout la couleur jaune qu'il est difficile d'obtenir, et cependant c'est celle-là dont on a le plus besoin pour colorer les dents incorruptibles.

Non seulement on a consulté les traités de chimie, les auteurs qui existent ont encore également été priés d'indiquer quelques moyens, mais , il faut l'avouer , ne s'étant pas spécialement occupés de cette partie , ils n'ont pu donner que des renseignemens inexacts. J'ai entre les mains une note d'un chimiste célèbre , qui prouve qu'il serait urgent pour l'intérêt public , que ces savants daignassent s'occuper de cette branche de la chimie , qui fournirait aux Dentistes les moyens de perfectionner une partie bien importante de leur art.

De ce que nous venons de dire , il résulte que la méditation des ouvrages de chimie n'a pu fournir et ne fournira en effet aux Dentistes que des idées générales sur la manipulation et la combinaison des terres et des oxides ; pour réussir , il faudra qu'ils fassent toujours des essais nombreux , et qu'ils aient encore assez de connaissances chimiques pour pouvoir les mettre à profit ; sans cela ils doivent désespérer de faire des dents incorruptibles qui aient les qualités requises.

Que de peines n'ai-je pas eues pour arriver à un but satisfaisant ! que de tentatives infructueuses n'ai-je pas faites ! mais plus j'ai eu d'obstacles à vaincre , plus le lecteur peut avoir confiance dans les formules que je lui présente. En effet , il n'en est aucune qui ne donne pour résultat la couleur que j'annonce ; si cela n'était pas , il ne faudrait l'attribuer qu'à la mauvaise qualité des substances employées : le Kaolin et le Pétunzé contiennent quelquefois des matières étrangères , qui contrarient assez souvent la couleur des oxides. C'est ici qu'il convient de faire observer que ces deux matières ne sont pas toujours également bonnes et pures ; mais comment les connaître ? Il n'y a guère que ceux qui sont chargés de les extraire de la terre qui puissent le savoir dès le principe ; quant à nous , ce n'est que l'usage qui peut nous l'apprendre. Mais, que faut-il faire pour les épurer ? Voilà ce que la chimie ne nous apprend pas , et ce qu'il serait cependant indispensable de savoir.

Les oxides eux-mêmes sont plus ou moins bien préparés, ce qui fait éprouver également des variantes dans les résultats : pour en avoir de bons, il faut toujours les tirer d'un laboratoire reconnu pour jouir d'une confiance méritée ; moi, je prends les miens à la pharmacie de M. Vauquelin , et je crois que c'est là qu'on peut s'en procurer qui réunissent les propriétés requises.

Dans les paragraphes suivants , nous allons nous occuper de l'énumération de tous les objets indispensables pour la fabrication des dents , des propriétés de chaque substance en particulier ; ensuite des diverses combinaisons auxquelles nous les avons mutuellement soumises.

Les dents incorruptibles, comme les dents humaines, se composent de deux substances ; l'une, qui est la pâte ou corps de la dent, réfractaire et opaque ; l'autre, vitrifiable, légèrement transparente, qui imite la dent animée, qu'on appelle émail.

Pour commencer, il faut se procurer les articles suivants.

1°. Une balance bien vérifiée, avec laquelle on puisse peser des quarts et des huitièmes de grain (1) ;

2°. Une tablette de porphyre, d'un pied et demi carré, et plus (2) ;

3°. Une molette en porcelaine, qui sert à broyer les diverses substances que nous allons bientôt désigner ;

4°. Un couteau en baleine, et non en acier, pour éviter l'oxidation, servant à relever la pâte et l'émail ;

---

(1) La mienne m'a été fournie par Chemin-Fouché, rue de la Feronnerie, n.° 4.

(2) Je me suis longtemps servi d'une glace pour broyer mes substances, mais sans succès ; les dents étaient plus ou moins fendantes et leurs teintes n'étaient pas celles que j'attendais.

On peut encore se servir d'un plateau de porcelaine si toutefois on ne trouve pas de porphyre.

5°. La terre argilleuse de Limoges, connue sous le nom de Kaolin ;

6°. De la terre de Vanvres, déjà cuite ;

7°. Du Pétunzé ou caillou de Limoges, qui sert à la couverte de la porcelaine ;

8°. De l'oxide de titane ;

9°. De l'oxide de zinc.

10°. De l'oxide d'urane ;

11°. De l'oxide de manganèse ;

12°. De l'oxide d'or ;

13°. Du muriate ammoniaco de platine ;

14°. De la limaille de platine ;

15°. De la limaille d'or.

Ces oxides et métaux suffisent pour composer toutes les nuances, à commencer par les plus blanches, jusqu'aux plus foncées.

La couleur des dents naturelles est ordinairement d'un blanc-jaune ; cette teinte est préférable, les dents de cette couleur étant toujours saines et bonnes. Celles où le jaune domine moins, et qui sont blanches comme l'albâtre, douées d'une sorte de transparence, sont de beaucoup inférieures, quoique plus belles en apparence : les physiologistes les regardent comme des signes indicatifs d'une constitution maladive. Il n'entre point dans notre plan, d'examiner cette question, que nous traiterons un jour dans un ouvrage dont nous nous occupons.

La couleur d'un blanc-jaune, comme toutes les autres, est susceptible des altérations que font subir à tous nos organes l'âge, les accidents, ou les maladies : de tous les ornemens de la nature, il n'en est aucun de plus frêle, de plus fugitif, en général, que les couleurs dont elle nuance les objets. *Nimiùm ne crede colori*, Ne te fie pas à éclat de tes couleurs, a dit le prince des poètes Latins, en parlant à une jeune nymphe ou à un bel enfant : ces paroles peuvent également s'appliquer à la couleur de nos dents ; elle se fane et se ternit comme les autres, à mesure qu'on avance en âge ; l'émail jaunit par diverses causes qui contribuent à l'amincir, et par l'addition successive du phosphate calcaire, qui a lieu continuellement. Lorsqu'il s'agit de remplacer une dent naturelle par une dent de porcelaine, il faut donc commencer d'abord à mettre sa nuance en rapport avec celle des autres, et même la choisir un peu plus foncée, vu que sa couleur s'éclaircit en passant au feu.

Pour cet effet, il suffit des nuances dont j'indique la composition. J'aurais pu en obtenir un plus grand nombre, les varier et les multiplier à l'infini ; mais je ne l'ai point essayé ;

parce que je ne l'ai pas cru utile , attendu que ces compositions à divers degrés de feu donnent elles-mêmes une foule de variations qui augmentent considérablement le nombre des nuances.

Les formules que je compose donnent des nuances suffisantes pour assortir toutes les bouches ; d'ailleurs, il sera facile, à ceux qui voudront s'en occuper , d'en créer de nouvelles , suivant l'urgence des cas. L'essentiel est de connaître les oxides et autres ingrédiens qui conviennent pour cette opération ; je les ai nommés , et je désire que mes confrères les utilisent.

Indiquons maintenant , d'une manière succincte , les propriétés de chacune des substances que nous venons d'énumérer.

PARAGRAPHE PREMIER.

De la terre de porcelaine , ou Kaolin.

Le Kaolin est une terre très-argilleuse, servant de base aux diverses substances qui entrent dans la composition de la pâte propre à faire les dents.

Il a la propriété de se diviser dans l'eau , et de former une pâte très-onctueuse, qui permet de confectionner les objets les plus délicats , et lui donne en même-temps l'avantage de conserver toutes les formes qu'on lui imprime.

Il acquiert par la cuisson une dureté extrême et une surface lisse ; il ne peut plus être attaqué par les liquides , même les plus pénétrants.

Cette terre, employée seule , prend , par le feu , du retrait, et supporte difficilement le passage subit du chaud au froid ; mais on remédie à cet inconvénient, en y mêlant une faible partie de terre de Vanvres , ainsi que des oxides et des métaux en limaille fine , comme on peut le voir aux diverses formules.

Le fluide calorique circule alors plus également dans la masse , et l'objet s'échauffe au plus haut degré sans se fendre , ce qui est indispensable pour pouvoir souder les dents incorruptibles.

On se procure du kaolin chez tous les fabricants de porcelaine , et notamment chez Mad. Crémière , rue de Ménil-Montant, n°. 48.

§. II. — *De la terre de Vanvres.*

La terre de Vanvres est très-argilleuse ; on l'emploie dans les fabriques pour faire des rondeaux , sur lesquels on fait cuire la porcelaine.

Étant cuite , elle est d'une couleur rouille

éclatante ; elle supporte impunément le degré de chaleur le plus violent , et même les transitions les plus subites du froid au chaud : c'est ce qui m'a déterminé à la faire entrer dans la composition de mes dents, afin de les rendre plus susceptibles de supporter l'action du feu dans l'opération de la soudure.

Je regarde donc cette terre comme un excellent conducteur du calorique ; aussi les dents dans lesquelles je la fais entrer sont-elles très-dures et peu fragiles : sa couleur ne nuit point aux principes colorants des oxides auxquels je la joins ; au contraire , elle se combine très-bien , et concourt avec eux à produire le résultat le plus satisfaisant.

Je ne l'emploie que lorsqu'elle a déjà subi une première cuisson au four du porcelainier , et c'est chez lui que je me la procure.

§. III. — *Du Pétunzé , ou caillou de Limoges.*

Le Pétunzé est un caillou réduit en poudre très-fine, qui sert de couverte à la porcelaine (1);

----

(1) On prétend que les porcelainiers incorporent d'autres matières avec le pétunzé pour former leur émail , cela nous importe peu , il suffit de savoir , qu'ils fournissent de l'émail qui convient très bien pour la fabrication des dents incorruptibles.

on l'emploie seul pour émailler le kaolin , mais les Dentistes le font servir de base aux oxides, qui servent à colorer les dents qu'ils fabriquent.

Il est très-fusible, et l'on est même forcé d'en modérer la fusibilité et la transparence , par l'addition d'une certaine quantité de kaolin.

§. IV. — *De l'oxide de Titane.*

L'oxide de Titane doit être regardé comme le premier colorant des dents incorruptibles ; employé seul , à diverses doses , il fait les jaunes les plus variés ; et mêlé avec d'autres oxides , il contribue à donner aux dents les nuances les plus naturelles.

§. V. — *De l'oxide de Zinc.*

L'oxide de Zinc est très-fusible au feu, et devient jaune ; il sert à donner cette couleur à l'émail : mais , il faut l'avouer, s'il reste trop long-temps soumis à un feu violent, la couleur jaune s'affaiblit, et disparaît même quelquefois complètement. Néanmoins , il est utile, employé seul ou mêlé avec d'autres oxides ; pour moi , je ne l'emploie qu'uni aux oxides d'or et de titane.

§. VI. — *De l'oxide d'Urane.*

L'oxide d'Urane est comme le Cobalt, il fait une couleur bleue ; il ne diffère de ce dernier qu'en ce que le bleu qu'il donne tire un peu sur le vert ; c'est ce qui me l'a fait préférer au cobalt, parce que j'ai remarqué que cette nuance s'unissait mieux avec celles des autres oxides. Combiné avec les oxides de titane et d'or, il donne une couleur agréable.

C'est avec les émaux dans lesquels on le fait entrer, qu'on obtient des dents d'une nuance bleuâtre, qu'on est si souvent dans le cas de remplacer. Sous ce rapport, l'urane est très-utile ; mais ce serait bien à tort qu'on penserait obtenir des teintes jaunes avec cet oxide : les expériences auxquelles nous l'avons soumis, nous autorisent à regarder comme erronnées les assertions tendantes à lui attribuer la propriété de faire cette couleur.

Son principe colorant est très-intense ; aussi convient-il de ne l'employer qu'à des doses extrêmement faibles.

§. VII. — *De l'oxide de Manganèse.*

L'oxide de Manganèse est employé dans la fabrication des dents incorruptibles par presque tous les Dentistes qui s'en occupent; M. Dubois-Foucou lui-même, dans sa brochure, le conseille, et il est dans ses travaux un puissant auxiliaire.

M. Chaptal, dans sa Chimie appliquée aux arts (1), dit que, dans les verreries, il sert à décolorer le verre, et qu'on l'y connait sous le nom de savon des verriers, à raison de cet usage. Dans un autre endroit, il dit encore qu'il sert à colorer le verre en violet; enfin, dans un autre passage (2), il le prescrit pour faire un émail coloré en jaune. D'après les propriétés diverses attribuées à cet oxide par M. Chaptal, il semblerait en effet qu'il dût convenir parfaitement à la fabrication des dents incorruptibles, c'est du moins ce que l'on croit, quand on a lu ce qu'en dit ce savant chimiste.

Cependant nous devons faire remarquer ici, qu'après avoir soumis l'oxide de manganèse à des expériences nombreuses, nous sommes restés convaincus qu'il convenait peu à cette fabrication, surtout employé seul, étant d'une variété si grande, qu'il ne produit presque jamais deux fois de suite la même nuance; il ne

____

(1) Chimie appliquée aux arts, tome III, page 385.
(2) Tome II, page 256.

peut être incorporé seul , ni dans la pâte , ni dans l'émail , et pour rendre son principe colorant un peu plus fixe , il est nécessaire de le mélanger avec d'autres oxides , car sans cela , il faudrait renoncer à s'en servir , la couleur jaune , qu'on prétend qu'il donne , étant des plus incertaine.

Les oxides de manganèse , d'antimoine et de fer , furent les colorants qui servirent à mes premiers essais , et je puis dire , sans craindre d'être démenti par ceux qui , comme moi , les ont essayés , et qui , peut-être , les emploient encore , qu'ils sont si peu certains , que j'ai été forcé de renoncer à plusieurs d'entre eux : le lecteur doit donc penser qu'avant de les proscrire , j'ai dû les soumettre à de nombreuses expériences , qui seules ont pu faire connaître le degré d'utilité de chacun. Ainsi , l'oxide de manganèse est donc un ingrédient dont on pourrait bien , à la rigueur , se passer dans la fabrication des dents incorruptibles , et si je l'ai fait entrer dans deux de mes formules , c'est pour prouver que mon but unique a été d'utiliser toutes les substances qui pourraient concourir à la fabrication qui nous occupe.

L'oxide de manganèse mêlé avec ceux de titane et d'or , produit les nuances les plus naturelles , mais il est nécessaire , comme on peut le voir par les formules n°s. 17 et 18 , de l'employer à fortes doses.

§. VIII. — *De l'oxide d'Or.*

L'oxide d'Or est peut-être de tous les oxides celui dont le principe colorant est le plus intense et le plus actif ; il ne s'emploie qu'à très-petite dose , et encore arrive-t-il souvent qu'il avive trop la pâte et l'émail dans lesquels on le fait entrer.

Pour comprendre parfaitement ce que je viens de dire ici , sur l'inconvénient attaché à l'emploi de cet oxide , il est bon de rappeler que nos dents , quoique d'une substance qui semble inerte et pierreuse , n'en sont pas moins animées d'un principe de vie.

La circulation du sang a lieu, comme à l'égard des autres parties du corps , dans l'intérieur de nos dents , au moyen de ramifications , qui pénètrent toute la substance osseuse , de sorte que , si l'on vient à casser une dent, on voit jaillir le sang du centre même de l'os.

Il résulte de cette circulation , que la couleur de la dent vivante a quelque chose de vif et d'animé , une légère carnation , pour ainsi-dire, que n'a point la dent morte privée de ses sucs nourriciers. L'oxide d'or a la propriété de communiquer aux substances où on l'introduit, ce ton vif et animé; sans lui, la couleur de la dent incorruptible aurait toujours quelque chose de terne et de mat : mais comme l'excès est un défaut, il s'agit de modérer dans de justes bornes la propriété vivifiante de ce principe colorant.

Il sert encore, au besoin, à colorer la gencive de certaines pièces, qu'on est souvent obligé de faire.

§. IX. — *Du Muriate ammoniaco de platine.*

Le Muriate de platine est comme l'oxide d'or, il possède un principe colorant des plus énergiques; il est très-fixe au feu, et le résultat en est presque toujours certain. On ne peut l'employer qu'à des doses extrêmement faibles, sans cela il dominerait sur celles des autres oxides avec lesquels, étant mêlé, il se combine très-bien.

Employé seul, il colore fortement en brun; et uni aux oxides de titane et d'or, il donne des nuances grisâtres très-précieuses.

Combiné à diverses doses, il produit les couleurs les plus naturelles.

§. X. *Du Platine.*

Le Platine est de tous les métaux le seul qui résiste aux divers réactifs chimiques, le seul également qui puisse supporter le coup de feu le plus violent sans se fondre. On ne peut le mettre en fusion qu'en y joignant des fondans ; cette infusibilité, qui le distingue des autres métaux, l'a fait adopter pour les dents incorruptibles, et a permis d'en introduire, dans leur intérieur, de petites portions, soit en fil, soit en vis, sans que le feu, auquel les dents sont soumises pour les cuire, l'altère nullement (1).

Aucun autre métal, même l'or fin, ne peut le remplacer, car celui-ci, incorporé dans la dent de porcelaine, s'y fond bientôt, tandis que le platine résiste au coup de feu nécessaire pour la cuisson de la porcelaine.

Quoiqu'il entre difficilement en fusion, ce métal est remarquable par sa grande *ductibilité*, car lorsqu'il est bien préparé, elle égale celle de l'or fin. Le seul inconvénient qu'on lui con-

---

(1) Il y a cependant certains oxides qui se combinent avec le platine, qui l'altèrent et le rendent cassant ; j'en ai souvent acquis la preuve dans mes essais.

naisse , si c'en est un, c'est d'être plus pesant que l'or ; mais cette différence n'est pas assez considérable pour ne pas le faire préférer pour tous les ouvrages artificiels ; d'ailleurs , aucun autre ne pourrait convenir pour monter les dents incorruptibles.

L'or fin s'unissant très-bien avec le platine , sert à le souder très-intimement ; mais on emploie encore l'or au titre. *Voyez* la manière de souder , sect. IV, paragraphe 5.

On ignore quel est le Dentiste, qui imagina le premier d'employer le platine pour la prothèse dentaire. Lors de la controverse que firent naître les dents incorruptibles , en 1808 , deux praticiens prétendirent en avoir eu l'idée : M. Fonzi assura , dans un prospectus, que c'était lui qui l'avait introduit le premier dans les dents de porcelaine ; que M. Dubois-Foucou l'avait appris de lui ; il assura même avoir été le premier des Dentistes dont le nom ait été inséré dans le registre de M. Janety , qui le prépare à Paris.

Cette assertion de la part de M. Fonzi n'est point convaincante, et ne suffit pas pour assurer à ce dentiste le mérite d'un procédé qui pourrait bien appartenir à M. Dubois-Foucou, lequel, dans une brochure publiée avant cette époque, brochure que nous avons déjà citée , a indiqué le platine pour servir d'union à une série de dents ; et comme , dans les découvertes, l'invention appartient toujours à celui qui la rend publique , on regardera, sans doute , M. Dubois-Foucou comme ayant le premier fait usage du platine, et indiqué le moyen de l'employer pour les ouvrages incorruptibles.

Pour moi, il me souvient que , long-temps avant 1808 , j'ai vu des dents artificielles liées avec ce métal, à une dame amie de la veuve Bourdet , et certes, je sais bien qu'elles n'avaient pas été attachées par M. Fonzi , qui alors n'exerçait même pas dans la Capitale.

Quel que soit le praticien qui le premier l'a mis en usage , il est certain que le platine est d'une grande utilité pour la prothèse buccale , parce qu'il conserve toujours sa couleur naturelle ; le mucus salivaire ne l'altère presque point, et lorsque par hasard il se ternit, le plus léger frottement suffit pour lui rendre sa couleur naturelle. *Voyez* la manière de Polir , section V , paragraphe 10 (1).

---

(1) Les Dentistes emploient le platine en plaques de diverses épaisseurs, en fil, à vis et en limaille ;

M. Janety fils, rue du Colombier, n°. 11, à Paris ; le prépare de telle manière qu'on le désire.

Le platine en limaille incorporé dans la pâte servant à faire les dents incorruptibles , lui donne cette consistance dure si nécessaire aux fonctions qu'elles sont destinées à remplir ; il permet de chauffer les dents au plus haut degré de chaleur , sans les faire éclater ; il contribue à diminuer les effets du retrait pendant la cuisson , et il s'oppose aux torsions des dentiers.

· Sa couleur grisâtre ne nuit point aux autres principes colorants avec lesquels il se combine très-bien ; son utilité est bien démontrée ; les dents dans lesquelles on ne le fait point entrer sont plus fragiles , et ne supportent pas aussi bien les transitions subites du chaud au froid ; leur fragilité augmente même en raison des différentes chaleurs qu'on est obligé de leur faire subir. Cela est si vrai, que toutes celles où il n'y a pas de platine, ou de l'or en limaille , sont d'une fragilité telle , qu'il est presque impossible de les travailler. Il me serait facile de signaler ici quels sont les Dentistes , qui ne font pas entrer le platine dans la pâte des dents qu'ils fabriquent , mais nous pensons qu'ils l'y incorporeront dès qu'ils apprendront qu'il est très-utile.

§. XI. *De l'or fin en limaille* (1).

J'ai pensé que l'Or fin donnerait des nuances jaunes solides qui résisteraient à l'action du feu le plus violent ; les diverses expériences auxquelles je l'ai soumis , ont justifié mon espérance. Employé seul , il donne à l'émail de la dent une couleur jaune rougeâtre un peu trop vive, mais qu'on affaiblit avec l'oxide de titane ; alors il rend l'émail d'une couleur très-naturelle. J'ignore si ceux qui , comme moi , font des dents incorruptibles , ont eu recours à ce moyen , mais il est certain que c'est un des meilleurs principes colorants.

Pour broyer l'or fin , on commence par en limer avec une lime des plus fines ; c'est en limaille qu'on le pèse ; ensuite on le mélange

____

(1) Il est facile de rendre l'or assez fin en le limant avec une lime très-douce, broyé ensuite avec les autres substances qui entrent dans la composition des dents incorruptibles, il se divise parfaitement ; c'est ainsi que je l'ai long-temps employé: mais si l'on en désire en poudre très-fine, les batteurs d'or en fournissent ; celui dont je me sers depuis quelque temps vient de chez eux.

Jusqu'à présent j'ai limé moi-même le platine , mais il serait facile d'en faire préparer par un batteur d'or , d'après le même procédé qu'on emploie pour réduire l'or en poudre.

avec les autres ingrédiens. Il est bien essentiel de broyer très-soigneusement l'émail dans lequel on le fait entrer; il est en outre très-utile pour diminuer la fragilité des dents, et sa couleur ne s'altère nullement dans l'opération de la soudure.

Notions nécessaires pour la préparation et le mélange des terres et des oxides.

Le kaolin, tel qu'on se le procure dans les fabriques de porcelaine, n'est pas toujours dans un état de pureté suffisante. Il contient quelquefois beaucoup d'oxide de fer, et alors les objets sont cassants, très-durs, et supportent mal la transition du chaud au froid (1). Quelle que soit la pureté des substances qu'on emploie, le résultat est toujours subordonné au soin qu'on met à leur préparation, et surtout au degré de feu que les objets subissent.

Les meilleurs ingrédiens mal préparés don-

____

(1) Quelle confiance peut on avoir aux formules dans lesquelles entrent les oxides de fer ! J'ai aussi coloré des dents avec ces oxides mêlés à d'autres; mais je dois déclarer qu'elles étaient d'une fragilité telle, que long-temps je renonçai à mes essais: ce qui m'autorise aujourd'hui à proscrire des oxides que j'ai reconnus ne point convenir pour ce travail.

nent des résultats tout différents de ceux qu'on attend : cela est si vrai , que toutes les défectuosités des dents viennent du vice de préparation.

Il est non moins important de n'employer, pour délayer la pâte , que de l'eau pure ; celle de pluie est préférable.

Comme la pâte réussit d'autant mieux qu'elle est plus vieille et plus pourrie, il convient d'en préparer toujours une certaine quantité d'avance, de la tenir à la cave , dans des vases de porcelaine, et de la maintenir toujours humide ; alors elle devient plus moelleuse et plus facile à travailler.

L'émail a besoin d'une préparation encore plus exacte , car sans cela , les dents seraient tachées à leur surface extérieure.

Si au contraire , le broiement a été parfait , l'émail sera d'un fini très-homogène , sans lequel il n'y a point d'imitation de la nature.

Il faut encore que cet émail ne soit pas trop vitreux pour éviter un mauvais contraste avec celui des dents naturelles ; on parvient à le rendre plus opaque, par l'addition d'une certaine quantité de kaolin.

Les dents incorruptibles ne pourraient se cuire qu'imparfaitement dans des fours qu'on ferait construire chez soi ; pour obtenir la vitri-

fication , il faut un degré de chaleur trop considérable ; on est donc obligé de les faire cuire
dans les fours , qui servent à la cuisson de la
porcelaine.

On les met dans des casettes (1) bien exactement bouchées , et l'on doit toujours recommander à l'enfourneur de les placer à la charge
(2) , parce que si les dents étaient trop rap-
prochées du feu , les principes colorants s'af-
faibliraient sensiblement , et même quelquefois,
(si le feu était par trop violent) , ils se détrui-
raient tout-à-fait.

C'est à cette cause qu'il faut attribuer les variations qu'on observe dans les résultats. Il faut
dire ici , que rarement les mêmes formules
donnent deux fois de suite les mêmes nuances. On
aperçoit bien le même principe ; mais il existe

----

(1) Les casettes dans lesquelles ont fait cuire les dents
incorruptibles, sont faites avec de la terre commune très-
argilleuse , il y en a de toutes grandeurs chez les manufac-
turiers de porcelaine, attendu qu'elles leurs servent à contenir les objets les plus grands comme les plus délicats qu'ils
soumettent à la cuisson.

(2) On entend par mettre à la charge , de placer les casettes dans les endroits les plus éloignés du feu , afin que les
dents ne reçoivent qu'un degré de chaleur modéré, l'expérience ayant démontré que cela était avantageux pour le
développement et la conservation du principe colorant des
oxides.

une différence qui , quelquefois , est très-sensible , et cette différence n'est due qu'à l'effet du coup de feu , et à sa plus ou moins longue durée. Il serait extrêmement avantageux , que dans une grande ville comme Paris , un manufacturier de porcelaine établit un four spécialement destiné aux ouvrages des Dentistes. On obtiendrait alors des résultats bien plus satisfaisants et plus certains, parce qu'on pourrait mettre et retirer à volonté des échantillons d'essais , qui indiqueraient l'instant où il conviendrait d'arrêter le feu.

Si les dents incorruptibles parviennent à un degré de perfection qui ne laisse plus rien à désirer , et que l'usage en devienne plus général , quelque porcelainier se chargera sans doute un jour d'accomplir le vœu que j'émets ici.

Quelle que soit la formule de la pâte , une condition essentielle à la bonne préparation , est le mélange intime et la pulvérisation parfaite des substances qui entrent dans sa composition. En général , la beauté de la pâte dépend de la manière dont elle a été broyée. Cela est si vrai , que lorsque cette opération est imparfaite , de légères particules d'oxide forment de petites taches à l'extérieur.

La couleur de la pâte doit toujours être en

rapport avec celle de l'émail (1) ; il faut enfin que la dent ait dans toutes ses parties une parfaite homogénéité ; c'est pour cette raison que les mêmes principes colorants qui entrent dans la pâte , entrent également dans l'émail.

SÉRIE

Des Pâtes et Emaux employés pour la fabrication des Dents incorruptibles , par ordre de nuances.

Pâte N°. 1.

Kaolin.	6 onces.
Terre de Vanvres.	1 once 4 gros.
Oxide de titane.	½ gros 4 grains.
Oxide d'or.	⅓ de grain très-juste (2).
Limaille de platine.	2 grains.

Mettez d'abord la terre de Vanvres sur le plateau , et broyez-la avec la molette : ajoutez les oxides et la limaille de platine, et broyez en-

---

(1) Tous les Dentistes qui font des dents incorruptibles, font leurs pâtes presque blanches, ce qui est un grand défaut ; les dents étant d'autant meilleures qu'elles contiennent d'avantage d'oxides.

(2) J'entends par juste, que les deux plateaux de la balance restent en équilibre, et par bon poids que celui où est l'oxide l'emporte hardiment sur l'autre où l'on met le poids indiqué.

core ; lorsque ces ingrédiens sont déjà fins et bien amalgamés, ajoutez peu-à-peu le kaolin ; continuez à broyer, jusqu'à ce que le tout soit exactement mélangé, et forme une pâte très-fine et très-onctueuse.

Lorsque les substances sont suffisamment divisées et mêlées, ce qui se reconnait quand les ingrédiens ne se font plus sentir sous la molette, et que le tout est d'une finesse extrême ; on met cette pâte dans un pot de porcelaine, on se sert pour cela du couteau de baleine.

Il est avantageux, comme nous l'avons déjà fait remarquer, de tenir la pâte à la cave, où elle s'améliore considérablement.

Je crois devoir prévenir, que pour faire une dose de pâte ou d'émail, il faut à un ouvrier un jour de travail.

Émail N°. 1.

Pétunzé.	7 onces.
Kaolin.	3 gros.
Oxide de titane.	½ gros 4 grains.
Oxide d'or.	⅛ de grain très-juste.

Mettez d'abord les oxides et le kaolin sur le plateau, et broyez parfaitement ; lorsque ces ingrédiens sont bien fins et mélangés, ajoutez peu-à-peu le pétunzé, et broyez suffisamment, comme nous l'avons dit à l'égard de la pâte.

La préparation de l'émail exige le plus grand soin, car la moindre négligence dans la manipulation deviendrait très-nuisible ; les petites parcelles des substances colorantes mal divisées se portent à la surface des dents, et y produisent des taches qui prouvent, que l'opération du broyage a été incomplète.

Si, au contraire, tous les ingrédiens ont été parfaitement divisés et mêlés, l'émail sera partout égal, et les dents seront alors de la plus grande beauté.

L'émail, comme la pâte, se tient dans un pot de porcelaine constamment humecté.

Pâte n°. 2.

Kaolin.	6 onces.
Terre de Vanvres.	1 once 4 gros.
Oxide de titane.	½ gros 14 grains.
Oxide d'or.	⅛ de grain bon poids.
Limaille de platine.	2 grains.

Mélangez, et broyez comme il est dit plus haut.

Émail N°. 2.

Pétunzé.	7 onces.
Kaolin.	3 gros.
Oxide de titane.	½ gros 24 grains.
Oxide d'or.	⅛ de grain bon poids.

Broyez tous ces objets, etc.

Pâte N°. 3.

Kaolin.	6 onces.
Terre de Vanvres.	1 once 4 gros.
Oxide de titane.	½ gros 24 grains.
Oxide d'or.	¼ de grain.
Limaille de platine.	2 grains.

Broyez, etc.

Émail N°. 3.

Pétunzé.	7 onces.
Kaolin.	3 gros.
Oxide de titane.	½ gros 24 grains.
Oxide d'or.	¼ de grain.

Broyez, etc.

Pâte N°. 4.

Kaolin.	6 onces.
Terre de Vanvres.	1 once 4 gros.
Oxide de titane.	½ gros 34 grains.
Oxide d'or.	¼ de grain.
Limaille de platine.	2 grains.

Broyez, etc.

Émail N°. 4.

Pétunzé.	7 onces.
Kaolin.	3 gros.
Oxide de titane.	½ gros 34 grains.
Oxide d'or.	¼ de grain.

Broyez, etc.

Pâte N°. 5.

Kaolin.	4 onces.
Terre de Vanvres.	4 gros.
Oxide de titane.	½ gros 26 grains.
Oxide de zinc.	32 grains.
Oxide d'or.	¼ de grain.
Limaille de platine.	1 grain.

Broyez, etc.

Émail N°. 5.

Pétunzé.	4 onces 2 gros.
Kaolin.	1 gros et ½.
Oxide de titane.	½ gros 26 grains.
Oxide de zinc.	32 grains.
Oxide d'or.	¼ de grain.

Broyez, etc.

Pâte N°. 6.

Kaolin.	4 onces.
Terre de Vanvres.	4 gros.
Oxide de titane.	½ gros 26 grains.
Oxide de zinc.	32 grains.
Limaille de platine.	1 grain.

Broyez, etc.

Observation. La pâte N°. 6 sert aux émaux N°.ˢ 6 et 17.

Émail N°. 6.

Pétunzé.	4 onces 2 gros.
Kaolin.	1 gros et ½.

Oxide de titane.   ½ gros 26 grains.
Oxide de zinc.   32 grains.

Broyez, etc.

Pâte N°. 7.

Kaolin.   4 onces.
Terre de Vanvres.   4 gros.
Oxide de titane.   ½ gros 26 grains.
Oxide d'urane.   10 grains.
Oxide d'or.   ¼ de grain.
Limaille de platine.   1 grain.

Broyez , etc.

Émail N°. 7.

Pétunzé.   4 onces 2 gros.
Kaolin.   1 gros et ½.
Oxide de titane.   ½ gros 26 grains.
Oxide d'urane.   10 grains.
Oxide d'or.   ¼ de grain.

Broyez , etc.

Pâte N°. 8.

Kaolin.   4 onces.
Terre de Vanvres.   4 gros.
Oxide de titane.   1 gros.
Oxide de zinc.   ½ gros 4 grains.
Oxide d'or.   ¼ de grain.
Limaille de platine.   1 grain.

Broyez , etc.

Émail N°. 8.

Pétunzé.	4 onces 2 gros.
Kaolin.	1 gros ½.
Oxide de titane.	1 gros.
Oxide de zinc.	½ gros 4 grains.
Oxide d'or.	¼ de grain.

Broyez , etc.

Pâte N° 9.

Kaolin.	1 once 4 gros.
Terre de Vanvres.	2 gros.
Oxide de titane.	½ gros.
Limaille d'or fin.	2 grains.
Limaille de platine.	2 grains.

Broyez , etc.

Émail N°. 9.

Pétunzé.	2 onces.
Kaolin.	24 grains.
Oxide de titane.	16 grains.
Limaille d'or fin.	2 grains.

Broyez , etc.

Pâte N°. 10.

Kaolin.	6 onces.
Terre de Vanvres.	1 once 4 gros.
Oxide de titane.	2 gros 16 grains.
Oxide d'or.	¼ de grain.
Limaille de platine.	2 grains.

Broyez , etc.

7

Observation. La pâte N°. 10 sert aux émaux N.os. 10, 11 et 12.

Émail N°. 10.

Pétunzé.	7 onces.
Kaolin.	3 gros.
Oxide de titane.	2 gros 16 grains.
Oxide d'or.	¼ de grain.

Broyez, etc.

Émail N°. 11.

Pétunzé.	7 onces.
Kaolin.	3 gros.
Oxide de titane.	2 gros 16 grains.
Oxide d'or.	¼ de grain bon poids.

Broyez, etc.

Émail N°. 12.

Pétunzé.	7 onces.
Kaolin.	1 gros ½.
Terre de Vanvres.	1 gros ½.
Oxide de titane.	2 gros 16 grains.
Oxide d'or.	¼ de grain bon poids.

Broyez, etc.

Pâte N°. 13.

Kaolin.	6 onces.
Terre de Vanvres.	1 once 4 gros.
Oxide de titane.	2 gros 26 grains.

Oxide d'or.   ¼ de grain bon poids.
Limaille de platine.   2 grains.

Broyez , etc.

Émail N°. 13.

Pétunzé.   7 onces.
Kaolin.   3 gros.
Oxide de titane.   2 gros 26 grains.
Oxide d'or.   ¼ de grain bon poids.

Broyez , etc.

Pâte N°. 14.

Kaolin.   6 onces.
Terre de Vanvres.   1 once 4 gros.
Oxide de titane.   2 gros ½.
Oxide d'or.   ¼ de grain bon poids.
Limaille de platine.   2 grains.

Broyez , etc.

Observation. La pâte N°. 14 sert aux émaux N°s. 14 , 15 et 16.

Émail N°. 14.

Pétunzé.   7 onces.
Kaolin.   3 gros.
Oxide de titane.   2 gros ½.
Oxide d'or.   ¼ de grain bon poids.

Broyez , etc.

Émail N°. 15.

Pétunzé.   7 onces.

Kaolin.	1 gros ½.
Terre de Vanvres.	1 gros ½.
Oxide de titane.	2 gros ½.
Oxide d'or.	¼ de grain bon poids.

Broyez, etc.

Émail N°. 16.

Pétunzé.	7 onces.
Kaolin.	3 gros.
Oxide de titane.	2 gros ½.
Oxide d'or.	¼ de grain bon poids.

Broyez, etc.

Pâte N°. 17.

Kaolin.	3 onces.
Terre de Vanvres.	5 gros.
Oxide de manganèse.	25 grains.
Oxide de titane.	25 grains.
Oxide d'or.	¼ de grain très-juste.
Limaille de platine.	1 grain ½.

Broyez, etc.

Observation. La pâte N°. 17 sert aux émaux N°ˢ. 17 et 18.

Émail N°. 17.

Pétunzé.	4 onces.
Kaolin.	1 gros.
Oxide de manganèse.	25 grains.
Oxide de titane.	25 grains.
Oxide d'or.	¼ de grain très-juste.

Broyez, etc.

Émail N°. 18.

Pétunzé.	4 onces.
Kaolin.	1 gros.
Oxide de manganèse.	34 grains.
Oxide de titane.	34 grains.
Oxide d'or.	¼ de grain très-juste.

Broyez, etc.

Pâte N°. 19.

Kaolin.	1 once 4 gros.
Terre de Vanvres.	2 gros.
Oxide de titane.	½ gros 9 grains.
Limaille d'or fin.	2 grains ½.
Limaille de platine.	3 grains.

Broyez, etc.

Émail N°. 19.

Pétunzé.	2 onces.
Kaolin.	24 grains.
Oxide de titane.	½ gros 9 grains.
Limaille d'or fin.	2 grains ½.

Broyez, etc.

Pâte N°. 20.

Kaolin.	6 onces.
Terre de Vanvres.	1 once 4 gros.
Oxide de titane.	2 gros ½ 20 grains.
Oxide d'or.	½ grain très-juste.
Limaille de platine.	2 grains.

Broyez, etc.

Observation. La pâte N°. 20 sert aux émaux N°ˢ. 20 et 21.

Émail N°. 20.

Pétunzé.	7 onces.
Kaolin.	3 gros.
Oxide de titane.	2 gros ½ 20 grains.
Oxide d'or.	½ grain très-juste.
Broyez, etc.	

Émail N°. 21.

Pétunzé.	7 onces.
Kaolin.	1 gros ½.
Terre de Vanvres.	1 gros ½.
Oxide de titane.	3 gros.
Oxide d'or.	½ grain bon poids.
Broyez, etc.	

Pâte N°. 22.

Kaolin.	1 once 4 gros.
Terre de Vanvres.	2 gros.
Oxide de titane.	½ gros 19 grains.
Limaille d'or fin.	3 grains.
Limaille de platine.	2 grains ½.
Broyez, etc.	

Émail N°. 22.

Pétunzé.	2 onces.
Kaolin.	24 grains.
Oxide de titane.	35 grains.
Limaille d'or fin.	3 grains.
Broyez, etc.	

Pâte N°. 23.

Kaolin.	6 onces.
Terre de Vanvres.	1 once 4 gros.
Oxide de titane.	3 gros.
Oxide d'or.	¼ de grain bon poids.
Limaille de platine.	2 grains.

Broyez etc.

Émail N°. 23.

Pétunzé.	7 onces.
Kaolin.	3 gros.
Oxide de titane.	3 gros.
Oxide d'or.	¼ de grain bon poids.

Broyez , etc.

Pâte N°. 24.

Kaolin.	3 onces.
Terre de Vanvres.	6 gros.
Oxide de titane.	1 gros ½.
Oxide d'or.	½ grain très-juste.
Limaille de platine.	1 grain.

Broyez , etc.

Émail N°. 24.

Pétunzé.	4 onces 2 gros.
Kaolin.	1 gros ½.
Oxide de titane.	1 gros ½ 10 grains.
Oxide d'or.	¾ de grain très-juste.

Broyez , etc.

Pâte N°. 25.

Kaolin.	8 onces.
Terre de Vanvres.	1 once 4 gros.
Oxide de titane.	2 gros 12 grains.
Muriate ammoniaco de platine.	¼ de grain très–juste.
Oxide d'or.	¼ de grain bon poids.

Broyez, etc.

Observation. La pâte N°. 25 sert aux émaux N°ᵒˢ. 25 et 26.

Émail N°. 25.

Pétunzé.	8 onces 4 gros.
Kaolin.	4 gros.
Oxide de titane.	2 gros 12 grains.
Muriate ammoniaco de platine.	¼ de grain très–juste.
Oxide d'or.	¼ de grain.

Broyez, etc.

Émail N°. 26.

Pétunzé.	8 onces 4 gros.
Kaolin.	4 gros.
Oxide de titane.	2 gros ½.
Muriate ammoniaco de platine.	¼ de grain.
Oxide d'or.	½ grain.

Broyez, etc.

Pâte N°. 27.

Pour faire des pièces d'un seul morceau, d'après le premier procédé.

Kaolin.   1 once 4 gros.
Kaolin déjà passé au four
du porcelainier.   4 gros.
Terre de Vanvres.   4 gros.
Terre servant d'encollage (1). 4 gros.
Oxide d'or.   2 grains ½.

Broyez, etc.

J'ai cru convenable de faire cette pâte couleur de rose, afin que les gencives aient la couleur qui leur est propre.

La seule précaution qu'il faut avoir lorsque la pièce est sculptée, c'est de délayer un peu de pâte portant le numéro de l'émail qu'on désire employer, et d'en couvrir légèrement les dents au moyen d'un pinceau. Cette couche, une fois sèche, on émaille comme nous le dirons au paragraphe 18 de cette section.

Émail N°. 27.

Servant à émailler la partie des pièces qui figurent les gencives.

----

(1) On trouve de cette terre, dite d'encollage, chez les porcelainiers; ils l'incorporent dans les pâtes qui leur servent à exécuter les fleurs les plus difficiles, qui sans cela se briseraient, attendu leur extrême délicatesse.

Cette terre n'est autre chose que du Koalin mêlé avec de la gomme arabique.

Pétunzé.   2 onces.
Kaolin.   3 gros.
Oxide d'or.   3 grains.

Broyez, etc.

Voyez la manière d'employer cet émail, section V, paragraphes 1 et 2.

Pâte N°. 28.

Propre à faire des pièces d'un seul morceau, mais sans gencives.

Kaolin.   2 onces.
Kaolin déjà passé au four
du porcelainier.   2 onces.
Terre de Vanvres.   2 onces.
Terre d'encollage.   1 once 4 gros.
Oxide de titane.   2 gros ½.
Oxide d'or.   ⅜ de grain.
Limaille de platine.   3 grains.

Broyez, etc.

Cette pâte peut être émaillée avec tous les émaux indistinctement, cela est au choix de l'artiste ; mais il doit connaître toutes les nuances, afin de pouvoir se servir juste de l'émail dont il a besoin.

Sans cette connaissance exacte, il s'exposerait à faire des pièces de nuances qui ne seraient nullement en rapport avec celles des dents naturelles.

Toutes les formules des pâtes et des émaux que nous employons sont distinguées par un numéro, de façon que le numéro de l'émail qui correspond à celui de la pâte, est celui qu'on emploie pour émailler les dents faites avec la pâte portant le même numéro. Cette disposition nous a paru nécessaire pour établir de l'ordre dans notre travail. Mais nous ferons observer aussi que pour augmenter le nombre des teintes, on peut émailler des pâtes avec des émaux dont les numéros ne correspondent point. C'est ainsi que nous obtenons un très-grand nombre de nuances, qu'il serait peut-être difficile d'obtenir par d'autres moyens.

Maintenant que nous avons donné les diverses formules pour la composition des pâtes et des émaux qui servent à établir les différentes nuances des dents, pour assortir absolument toutes les bouches : nous allons d'abord décrire la manière de faire les moules destinés à modeler les dents.

§. XII. *Manière de faire les moules servant à fabriquer les dents incorruptibles.*

Nous avons fait observer, dans la seconde section de cet ouvrage, que les dents qu'on fabrique en porcelaine, pèchent en général par la forme, qui n'est nullement naturelle ; car, nous ne saurions trop le répéter, l'imitation exacte dépend de trois conditions indispensables : 1°. la forme, 2°. la position, 3°. la couleur. Ainsi donc, si les dents artificielles manquent de l'une de ces conditions, il est certain qu'elles n'imiteront pas complètement les naturelles ; mais si, au contraire, elles les remplissent, elles approcheront autant qu'il est possible des produits de la nature.

Pour parvenir à ce but, on conçoit qu'il faut avoir des moules qui représentent fidèlement la forme des dents naturelles ; pour cela il faut faire des poinçons en fer, imitant les plus belles formes des dents véritables, et même augmenter leur diamètre d'environ un tiers de plus que la nature, à cause du retrait qu'elles subissent dans la cuisson.

Ces poinçons servent à estamper des petites coquilles de cuivre, qu'on soude ensuite sur une bande de fer-blanc, après les avoir préalablement parées.

§. XIII. *Manière de faire les crampons des dents incorruptibles.*

Les crampons qu'on introduit dans les dents incorruptibles, sont d'une telle importance pour

les monter solidement sur des plaques, que
la manière d'établir ces crampons n'est nullement indifférente.

Tous les dentistes ont si bien senti la nécessité de les implanter solidement, que chacun
les a préparés de la façon qui lui a paru la
plus avantageuse ; mais, il faut l'avouer, leurs
tentatives n'ont pas toujours été couronnées de
succès. Nous avons vu, dans plusieurs circonstances, des dents fabriquées par eux, dont les
crampons n'étaient nullement solides, et dont
les dents s'étaient facilement separées. Cette remarque faite par tous ceux qui emploient les
dents incorruptibles, a fait varier à l'infini la
forme et l'introduction des crampons ; pour nous,
nous croyons inutile de signaler ici ceux qui ne
valent rien, et nous nous bornerons à indiquer
ceux que nous employons, et que nous n'avons
adoptés qu'après avoir reconnu qu'ils valaient
mieux que tous les autres.

Pour faire des crampons, prenez du fil de
platine de moyenne grosseur, passez-le dans le
trou d'une filière à vis ; ensuite laminez légèrement, afin de l'aplatir suffisamment sans néanmoins effacer le pas de la vis, qui doit rester
prononcé sur les côtés ; coupez les crampons
d'une longueur suffisante, et si vous ne trouvez
pas le cran de la vis assez vif, creusez-le da-

vantage avec la lime : les crampons ainsi préparés ont la propriété de bien se fixer dans la
dent , et de ne pouvoir s'en séparer sans qu'elle
se brise. Voyez d'ailleurs la manière de modeler les dents incorruptibles , section IV , paragraphe 14.

On peut encore , si l'on veut, faire des crampons plus simples que ceux que nous avons
indiqués. Tirez du fil de platine de moyenne
grosseur , auquel il faut donner après, une passe
au laminoir ; coupez ensuite les crampons d'une
longueur suffisante , en ayant soin , auparavant ,
de morceler , avec la pince à couper , chacun
d'eux.

Voici une autre manière de faire les crampons qui est excellente , et à laquelle on ne peut
faire aucune objection : elle remplit bien toutes
les conditions ; il est malheureux qu'on ne puisse
l'employer que pour les dents pourvues de talons.
Elle consiste à faire des vis avec du fil de platine
de grosseur convenable ; on coupe chaque vis
d'environ deux lignes de longueur ; on unit avec
la lime le bout qui doit répondre au sommet
du talon, et l'on y perce un trou dans le milieu. Ce trou sert à recevoir une goupille qu'on
y soude , ainsi qu'à la plaque. Voyez la manière
de monter les dents à talon, section V , para-

graphe 8. Ce même trou , que j'ai soin de tarauder , sert encore , si je le veux , à recevoir une vis, ce qui me permet quelquefois de monter des dents incorruptibles sur des bases d'or.

Voyez ce procédé , sect. V , parag. 9.

§. XIV. *Manière de modeler les dents incorruptibles.*

L'opération qui a pour but de mouler les dents , paraît , au premier abord , de peu d'importance , et exiger peu de soin ; elle est néanmoins bien essentielle , et demande , pour être bien faite , diverses précautions que nous allons décrire , et auxquelles on ne saurait donner trop d'attention.

Avant de mouler les dents , il faut rendre la pâte bien onctueuse , la pétrir exactement entre les doigts , et pour qu'elle ne soit pas trop liquide , il est nécessaire d'en mettre une certaine quantité sur une tablette de plâtre séché , afin d'absorber toute l'humidité ; alors on remplit tous les moules ou toutes les matrices avec l'une des pâtes que nous avons formulées. On pratique , au moyen d'un petit carré de platine , à la partie dite postérieure de la dent, une rainure verticale , sur les côtés de laquelle on enfonce, pendant que la pâte est encore molle , deux crampons faits avec du fil de platine préparé à cet effet. Il est même nécessaire, pour que la dent soit susceptible d'être plus solidement soudée, d'en implanter un troisième un peu plus bas que les deux premiers, et au milieu de la rainure du côté de la face triturante.

On moule de cette manière autant de dents qu'on désire.

On les laisse sécher dans leurs moules ; alors elles s'en détachent très-facilement; il suffit de retourner la bande, pour que les dents tombent.

§. XV. *Des dents incorruptibles à talon.*

Depuis qu'on a imaginé de faire des dents incorruptibles, on a toujours senti la nécessité d'en faire avec des talons, c'est-à-dire, semblables en tout aux dents naturelles.

Si les Dentistes qui les ont adoptées n'en ont point fait aux dents qu'ils fabriquent, et se sont contentés d'imiter seulement la surface extérieure, c'est qu'ils ont prétendu, qu'en faisant les dents incorruptibles ainsi, on avait plus de facilité à les monter, et surtout moins de peine à les ajuster à la bouche, parce qu'en effet, les dents qui répondent à la pièce, trouvant moins d'obstacle, ne venaient point la heurter, et par conséquent la déranger.

Mais l'artiste qui, dans ses ouvrages, veut se rapprocher, autant qu'il est possible, de la nature, doit-il renoncer à un travail, parce qu'il rencontre quelques obstacles ? Non, sans doute ; il doit, au contraire, redoubler d'efforts et de patience.

Le sujet qui nous occupe en valait bien la peine ; aussi y avons-nous donné tous nos soins, et c'est avec quelque satisfaction, que nous communiquons les moyens que nous avons employés pour fabriquer des dents à talon, susceptibles d'êtres montées sur des plaques comme les dents naturelles, non pas à goupilles rivées, mais à goupilles soudées, ainsi qu'avec des vis moyennes, que nous avons été l'un des premiers à adopter pour monter les dents naturelles, parce que ce procédé est le plus beau et peut être le plus solide, quoiqu'en disent certains Dentistes.

Pour disposer des dents à talon, prenez un morceau de pâte, pétrissez-le entre les doigts, et faites-lui prendre la forme d'une couronne de dent ; mettez cette dent dans une matrice (1), afin qu'elle imite la nature. Introduisez ensuite

---

(1) J'appelle matrice les moules dans lesquels je modèle les dents.

dans le milieu du talon , et par le sommet , une petite vis de moyenne grosseur , et longue d'environ une ligne et demie ; cette vis , qui a été préalablement percée dans son centre , est destinée à simuler dans la dent incorruptible le canal dentaire.

C'est dans le trou de cette vis qu'on soude une goupille , après que la dent a été ajustée sur la plaque où on la visse , si c'est à vis qu'on doive monter les dents.

Voyez ces procédés, section V , parag. 8.

§. XVI. — *Manière de faire des dents molaires incorruptibles.*

Si l'imitation parfaite des dents incisives et canines était difficile, celle des molaires l'était encore davantage. Il n'est donc pas étonnant qu'on n'ait pas imité ces dernières, et que les Dentistes se soient bornés à faire des carrés plats avec lesquels ils remplacent les dents molaires ; mais on conviendra que cette manière de les suppléer est bien arbitraire. L'un de nos premiers soins a donc dû être de chercher les moyens d'en faire qui imitassent, au moins à-peu-près , la nature : pour y parvenir , voici ce que nous avons fait.

Dans un des paragraphes précédents , nous

avons recommandé de préparer des poinçons en acier qui représentassent exactement la forme des dents naturelles ; nous en avons fait qui imitent les dents molaires de toutes grosseurs : nous avons eu la précaution de les faire d'un diamètre égal aux sommets de leurs couronnes, comme à leurs collets, afin que les dents moulées dans les matrices faites avec ces poinçons puissent, lorsqu'elles sont sèches, en sortir facilement.

Nous avons introduit dans leur intérieur, et par la partie qui doit reposer sur la plaque, un seul crampon à vis aux petites, et deux aux grosses. Nous en avons encore fait auxquelles nous avons implanté un troisième crampon sur leur face extérieure, pour pouvoir, au besoin, y adapter des leviers propres à fixer les dentiers ; en un mot, nous en avons fait, et nous assurons qu'on peut en faire de toutes sortes de manières et de toutes formes, surtout lorsqu'elles ont subi le biscuit ; en les parant, on les rectifie, et on leur donne les plus belles proportions, afin qu'elles soient d'une imitation parfaite. Enfin, rien n'est impossible à l'artiste intelligent.

§. XVII. — *Manière de faire le biscuit des dents incorruptibles.*

On fait, ce qu'on appelle le Biscuit, en exposant, primitivement, les dents à un grand feu de charbon, après les avoir mises dans un creuset placé au milieu d'un amas de charbons ardents, qu'on laisse consumer entièrement, et lorsque le creuset est froid, on retire les dents, qu'il faut parer avec soin avec un grattoir.

Par cette cuisson préliminaire, les crampons ont déjà acquis, par le retrait, qui s'est opéré une certaine solidité, qui permet de les toucher sans craindre de les arracher.

§. XVIII. — *Manière d'émailler les dents incorruptibles.*

La beauté de nos dents consiste principalement dans la manière dont elles sont émaillées. L'émail cet enduit précieux n'est pas moins nécessaire à leur conservation, en ce qu'il les protège contre l'action des causes extérieures ; on ne saurait donc apporter trop de soin à le préparer.

Si la pâte a besoin d'être bien exactement broyée, l'émail doit l'être plus encore. Nous

avons fait connaître la manière de le préparer ;
il nous reste maintenant à dire comment on
l'applique sur les dents incorruptibles.

Lorsqu'on présume qu'il est dans une division extrême, on peut l'appliquer sur la surface extérieure des dents, au moyen d'un petit
pinceau de plume.

On fixe chaque dent sur le bout d'une allu-
mette garnie de cire à modeler ; cette cire sert
à tenir la dent par les crampons qui y pénètrent. On dépose sur la surface de la dent une
quantité suffisante d'émail ; il faut avoir soin que
l'émail ne soit ni trop épais, ni trop liquide ;
car dans l'un ou dans l'autre cas, l'émaillage
se ferait mal.

On dépose les dents une à une sur un gril-
lage de platine, fait exprès pour les faire sécher.

Lorsqu'elles sont suffisamment séchées, et
que l'émail est adhérent à la pâte, on les met
avec soin dans une boîte, pour les porter au
four du porcelainier ; on les renferme dans une
casette saupoudrée de sable, en les plaçant les
unes à côté des autres, il faut qu'elles ne se
touchent pas, de crainte que pendant la cuisson, la fusion de l'émail ne les fasse adhérer
ensemble, ce qui arriverait malgré le retrait
qu'elles éprouvent.

C'est ici le cas de répéter, qu'il faut recommander à l'enfourneur de mettre la casette à la charge, par les raisons que nous avons signalées dans un paragraphe précédent (1).

Il existe, pour appliquer l'émail, une autre manière, que nous employons également. La voici : rendez l'émail d'une consistance semblable à celle de la pâte ; mettez-en convenablement dans le fond du moule ; remettez sur l'émail une quantité suffisante de pâte ; remplissez le moule comme à l'ordinaire ; faites la rainure dont nous avons parlé, et mettez les crampons.

Les dents, ainsi moulées, n'ont pas besoin de subir l'opération du biscuit ; on les met au four du porcelainier, sans leur avoir fait éprouver une cuisson préparatoire.

Maintenant que nous avons indiqué les procédés de manipulation des diverses pâtes, et des émaux qui leur conviennent, ainsi que la manière de mouler les dents, nous croyons utile de placer ici les formules proposées par M. Delabarre, afin de présenter, dans un même cadre, tout ce qui a rapport à la confection des dents

____

(1) A Paris, on fait cuire avantageusement à la manufacture de Madame Crémière, rue de Ménil-Montant, n°. 48.

incorruptibles, et mettre chacun à portée de juger jusqu'à quel point nous en avons simplifié les procédés.

Des pâtes propres à faire des bases, selon M. Delabarre.

« Les amalgames suivans, dit ce praticien, » remplissent toutes les conditions désirables ».

Pâte blanche.

» Pâte de porcelaine des fabriques.   20 parties.
» Sable, grès ou silex blanc.   1 partie.

Pâte colorée.

» Pâte de porcelaine.   20 parties.
» Sable.   1 partie.
» Alumine ou terre infusible.   ½ partie.
» Tel oxide qu'on voudra, 150 décigrammes par ½
» kilogramme.

» Arrosez d'eau et mélangez exactement sur » une glace avec une molette ou sur un plateau » de porcelaine ou enfin dans un moulin.

Masse d'émail blanc servant à composer des émaux coloriés.

» Couverte des porcelainiers.   5 à 6 parties.
» Terre de porcelaine.   3 parties.

« Ce mélange n'a, étant seul, qu'une demi-

» fusibilité, mais les oxides qu'on ajoute pour » le colorer, lui donnent celle qu'il doit avoir.

» Prenez telle portion que vous voudrez de » cet amalgame, joignez-y quelques centi- » grammes d'oxide métallique par trente gram- » mes, et afin de varier davantage les nuances, » faites des réunions de différents oxides. Broyez » sur la glace, pendant long-temps, afin de » bien étendre la matière colorante.

» Parmi les oxides qui résistent le mieux au » feu de porcelaine, dit M. Delabarre, et dont » par conséquent on peut tirer parti dans la » fabrication des calliodontes (1), on peut men- » tionner les suivants, qui s'emploient en raison » de leurs propriétés colorantes.

Savoir :

Oxides de placés d'après le degré de coloration qu'ils donnent aux émaux.	Pour 4 grammes		colore en
Cobalt à	0 grammes	0000535	bleu.
Platine	0 grammes	0000555	bleu noir.
Or	0 grammes	00134	violet et rouge.
Bismuth	0 grammes	00268	bleu gris.
Mercure	0 grammes	00268	gris.
Argent	0 grammes	00268	blanc jaune.
Fer	0 grammes	00669	roux jaune.
Manganèse	0 grammes	01338	gris.
Urane	0 grammes	05350	jaune paille.
Titane	0 grammes	10700	jaune paille.
Antimoine	0 grammes	21400	jaune.

---

(1) Cette dénomination fut proposée par Ricci : M. De-

» Au reste, il n'est rien d'absolu dans le ca-
» dre que je viens de présenter, dit M. Dela-
» barre, c'est à l'artiste à faire des essais.

» Faisant l'application que je viens d'exposer,
» je présenterai quelques exemples de compo-
» sitions d'émaux coloriés.

Email composé ainsi que je l'ai dit.

		4 grammes	millim.	
» Oxide de titane.	o		32100	
» Émail composé.	4			
» Oxide rouge de fer.	o		05560	Mélangés sur la glace, avec de l'eau chargée de gomme arabique
» Émail composé.	4			
» Oxide noir de fer.	o		01338	
» Oxide de manganèse.	o		05350	
» Oxide blanc de plomb.	o		02675	

M. Delabarre, comme d'autres Dentistes,
ayant senti la nécessité de faire des pièces ornées
de gencives, afin de remédier aux affaissemens
du bord alvéolaire, et rendre ainsi les dents artificielles d'une longueur naturelle, a imaginé de
faire une pâte qui sert de base aux dents incorruptibles, déjà cuites au four du porcelai-

---

labarre l'a adoptée ; cependant elle nous paraît vicieuse,
parce qu'elle ne désigne pas assez clairement les dents
artificielles incorruptibles ; et d'ailleurs, pourquoi introduire
une nouvelle dénomination, lorsque celle qui est généralement connue est si précise.

nier. Cette pâte est rendue très-fusible par l'addition d'un fondant, afin de pouvoir la vitrifier dans un four à courant d'air, qu'il a fait construire dans une cheminée. (Voyez la description de ce four, dans son ouvrage, tom. Ier., pag. 128).

Voici la formule qu'il emploie pour cet objet.

- » Pâte de porcelaine.   7 parties.
- » Gyps calciné.   1 partie.
- » Sable blanc. $\frac{1}{20}$ de la masse.
- » Tel oxide qu'on voudra, 150 grammes par kilogramme.

Broyez parfaitement.

Voici comment s'exprime M. Delabarre, pour faire l'application du composé ci-dessus.

« Je me sers de calliodontes très-minces et
» sans crampons, mais qui sont cuites au feu
» de porcelaine. Je les taille en forme de dents
» sur la meule de grès ; ainsi, c'est une sorte
» de marquetterie. Lorsque je veux faire un den-
» tier avec gencives, je prends de la pâte ci-
» dessus, je la pose sur le modèle, et l'y laisse
» sécher ; après quoi j'entaille sur le devant,
» des petits enfoncemens dans lesquels je rap-
» porte les placages que j'y colle avec un peu
» d'eau gommée ; je les sertis d'un petit bourre-
» let de pâte, que je sculpte, en imitant les
» festons des gencives ; puis je mets une légère
» couche de couverte des porcelainiers, égale-

» ment attendrie avec le gyps , et quelquefois
» avec un peu de cristal du Mont-Cénis.

» Ces placages se réunissent à la base avec
» tant de solidité, qu'après la cuisson , la per-
» cussion peut bien briser le tout, mais non
» pas séparer l'une des autres.

» Il est bon d'assurer la solidité des pièces
» un peu considérables , en plaçant avant la
» cuisson une base ou âme de platine , qui en
» parcourt toute l'étendue ; ce qui empêcherait
» les pièces de tomber en morceaux , si elles
» se cassaient au four , et ce qui en faciliterait
» la réunion , au moyen d'émail et d'un nou-
» veau coup de feu. Enfin , si une ou plusieurs
» dents rapportées se dérangeaient , il serait
» facile de les enlever entièrement à la roue
» de lapidaire , et d'en substituer d'autres. Au
» reste , on prévoit et on évite cet accident ,
» en soutenant les pièces , ainsi que le font les
» artistes en porcelaine.

Cette pâte est encore employée par M. Delabarre , de la manière suivante , et voici comment il s'exprime.

« Ai-je monté un dentier sur une plaque ,
» j'applique de la pâte ci-dessus en arrière des
» dents , ainsi que dans leurs interstices , de
» manière à former seulement en avant , des

» pointes de gencives , et un plan incliné en
» arrière.

» Lorsqu'il existe un grand affaissement al-
» véolaire , on soude d'abord des pivots à une
» plaque estampée , puis toutes les dents étant
» taillées d'après les dimensions qui convien-
» nent , on les y enfile par la petite anse qui est
» fixée en arrière , ayant soin que le bord mas-
» ticateur soit d'accord avec la denture oppo-
» sée : après quoi , on y fait couler de la soudure.
» On essaye sur la bouche , on corrige les dé-
» fauts , ce qui devient fort aisé , puisqu'il ne
» s'agit que de courber les pivots pour faire
» prendre aux dents la pente que l'on désire ;
» or , je dirai , en passant , que ceci est fort
» avantageux. Ensuite on soude une âme , ou
» barre circulaire , qui , en les maintenant dans
» leur écartement respectif , donne une solidité
» surprenante à l'ensemble. Enfin , on garnit de
» terre le vide qui existe entre le bord arrondi
» de chaque dent et la plaque.

» On fait cuire ces diverses pièces avant d'y
» mettre l'émail , parce que toujours il se fait
» des fentes dans plusieurs endroits ; mais on
» les bouche avec de la nouvelle terre. Enfin ,
» l'armature peut être extrêmement mince , et
» par conséquent sera plus légère dans les
» pièces de grande étendue , et devant avoir peu

» de hauteur ; surtout lorsqu'il reste encore
» quelques bonnes dents , attendu qu'elles doi-
» vent toujours être ménagées dans l'intérêt
» des clients , la pâte que l'on place dans les
» interstices s'y agglutine , et en fait un tout
» solide , donnant beaucoup de grâce au tra-
» vail ».

» En résumé , on voit que par l'addition d'un
» fondant minéral, on rend la matière de la
» porcelaine beaucoup plus fusible que celle de
» nos fabriques. Les dentistes peuvent donc tirer
» parti de cette connaissance tant pour faire
» cuire chez eux , que pour imiter les gencives.

» Dans ce dernier cas, les calliodontes qui
» auraient été vitrifiées au feu des manufactu-
» riers, n'éprouveront point d'altération à ce-
» lui qu'ils devront employer dans leurs four-
» neaux ».

Pour colorer la base qui figure la gencive ,
voici de quelle manière s'y prend M. Delabarre;
il s'exprime ainsi :

« Je fais d'abord cuire la barre; s'il s'y est
» formé des crevasses , je les bouche avec de
» la terre un peu plus tendre que la première,
» et cette fois , je pose une couverte dont la fu-
» sibilité est calculée sur le degré de feu qu'e-
» xige la semi-vitrification de celle-ci. J'y in-
» corpore une petite quantité de muriate d'or ;

» je place au four, et je fais cesser le feu aussi-
» tôt que j'ai obtenu la nuance que je désire :
» car il est essentiel de ne pas oublier que plus
» les pièces restent soumises à son action, moins
» la couleur est foncée ».

En reproduisant ici les procédés indiqués par M. Delabarre, nous ne pouvons nous empêcher de faire observer que le dernier ayant pour but la confection des gencives artificielles, serait susceptible de rendre, dans la pratique, de grands services, si son exécution n'exigeait pas les soins les plus minutieux, et une foule de précautions dont peu d'artistes sont capables.

Dans la section suivante, nous parlerons des meilleurs moyens de monter les dents incorruptibles, pour être ensuite posées et fixées à la bouche, sans nuire, autant qu'il est possible, à la solidité des dents naturelles, sur lesquelles on doit les attacher, soit avec des ligatures, soit avec des lames élastiques.

QUATRIÈME SECTION.

De quelques dispositions relatives à l'application des Dents incorruptibles.

Nous avons décrit jusqu'à présent tout ce qu'il était nécessaire de savoir pour faire des dents incorruptibles qui imitent, autant que possible, les dents naturelles.

Il nous reste maintenant à indiquer les procédés qui nous ont paru les meilleurs pour les monter, et en composer des pièces artificielles plus ou moins considérables, jusqu'aux dentiers complets ; car il ne suffirait point de savoir faire de belles dents incorruptibles, si l'on ne savait les réunir solidement sur des bases métalliques, et les placer ensuite convenablement à la bouche. Cette dernière opération est peut-être la plus difficile de l'art du Dentiste ; il y a beaucoup d'artistes qui se mêlent de placer des dents artificielles, mais il faut en convenir, peu excellent dans la prothèse buccale, surtout relativement aux ouvrages incorruptibles, ce qui est d'autant moins étonnant, qu'aucun ouvrage n'a été publié jusqu'à présent sur cette partie.

Nous allons donc, dans cette Section, examiner ce que l'art doit faire pour l'application la plus convenable des dents incorruptibles, soit sous le rapport de cette opération, soit sous celui de quelques dispositions préparatoires à la confection et à l'application de ces dents·

§. Ier. — *De l'avantage de préparer soi-même ses ouvrages.*

Le soin minutieux avec lequel nous nous attachons à décrire les procédés de fabrication, est une preuve de l'importance que nous mettons à ce que le Dentiste soit à même de confectionner lui-même les pièces qu'il emploie. En effet, il est impossible qu'on puisse construire un dentier qui s'adapte, s'ajuste parfaitement aux sinuosités des gencives, aux diverses particularités de la bouche qu'on veut garnir, si l'on ne joint aux connaissances du mécanicien, l'habitude de ces sortes d'ouvrages. Je sais qu'il est des Dentistes qui croient remédier à cette insuffisance de leur part, en ayant recours à d'habiles ouvriers, auxquels ils confient l'exécution de leur plan ; mais quelle différence, d'exécuter soi-même ce qu'on a conçu, ou d'être obligé de s'en tenir à un ouvrier, qui n'a souvent d'intelligence que dans les doigts, et auquel on a toutes les peines du monde à expliquer ses conceptions. Il est donc essentiel,

indispensable même , que le Dentiste soit en
état de se passer de secours étrangers ; qu'il
n'ait pas besoin , suivant l'expression de *J.-J.
Rousseau* , de mettre la main d'un autre au bout
de la sienne. C'est par cette raison , que nous
avons cru devoir décrire avec exactitude tous
les procédés mécaniques pour confectionner les
pièces de dents incorruptibles.

L'avantage que les connaissances chimiques
donnent au médecin ou au chirurgien qui s'occupe des dents incorruptibles doit être joint
aux connaissances médicales d'après lesquelles
on estime que tel mode de confectionner est
préférable à tel autre ? Des dents bien ajustées
dans les premiers jours cessent de l'être au bout
de trois mois ; elles sont ou trop courtes, ou ren-
versées, soit du côté du palais, soit du côté
des lèvres ; un Dentiste instruit saura que cet
inconvénient dépend , non seulement de l'affaissement des gencives , mais encore de ce qui se
passe du côté du bord alvéolaire après l'extraction d'une ou de plusieurs dents qu'on aura
remplacées. Sachant cela , l'homme de l'art pré-
parera ses pièces de manière à prévenir cet
inconvénient , dussent-elles ne pas avoir d'abord
cette régularité qu'on désire ; il en préviendra
toujours les personnes. Cette considération conduit également l'homme instruit à faire souvent

une pièce préparatoire à celle qu'il se propose de confectionner en définitif, pour remplir les intentions des personnes qui lui accordent leur confiance. Il part aussi de là pour choisir le mode d'application des dents, et les confectionner en conséquence.

§. II. — *De l'application des Dents incorruptibles.*

Avant de confectionner les dents artificielles, quelles qu'elles soient, il est de la plus grande importance d'examiner quel est le mode d'application qui convient à l'espace qu'on veut garnir de dents.

L'art en offre plusieurs, et le choix est toujours réglé par l'état des parties sur lesquelles on opère. La différence qui existe entre les dents de substances animales, et les dents incorruptibles, n'apportant que de légères modifications : il y a des cas où les dents appliquées se maintiennent en place sans aucun secours. Là ce sont des dents à coulisses spécialement destinées pour la mâchoire inférieure ; ici c'est un dentier inférieur qui, adapté au bord alvéolaire, s'y maintient un peu par son poids, et plus encore par le rapprochement des joues et de la langue. Mais les cas les plus nombreux requièrent pour l'application et la fixation des dents, différents auxiliaires, dont les plus composés , comme les plus simples, contribuent beaucoup à réparer les torts que les maladies ou l'âge font souvent à la denture.

Ces auxiliaires consistent , pour les dents incorruptibles , en des pièces de rapport avec lesquelles on fixe les dents en place.

Déjà on doit se le rappeler , il a été fait mention, lors de la fabrication des dents incorruptibles, section III , parag. XIV, des crampons de platine ; ils sont placés là comme des pièces d'attente sur lesquelles on soudera des pivots ou des plaques, ou d'autres pièces de métal. De là ces dents à tenon ou pivot dont l'existence est souvent un problême entre mari et femme, et à plus forte raison dans la société. De là ces lames métalliques qui permettent de porter dans un endroit éloigné et presque inaccessible aux yeux du malin censeur, des liens ou attaches , au moyen desquels une ou plusieurs dents peuvent être mises et maintenues en place. De là ces leviers où se terminent les ressorts qui soutiennent les dentiers supérieurs , en facilitant les mouvemens , qui s'accordent avec ceux de la mâchoire inférieure.

Quoique également employés pour les dents de substance animale , les auxiliaires offrent dans leur emploi avec les dents incorruptibles , des avantages qu'on ne trouve pas aux autres , surtout lorsqu'il s'agit de les renouveler, ou de remédier aux petits accidents qui peuvent arriver. Et quel est le praticien employant les dents incorruptibles, qui n'a pas vu avec quelle facilité on peut changer un pivot, et remédier à la cassure d'un autre ? Comment la lame qui s'est brisée auprès de ces sortes de dents, peut être resoudée et même changée ? Comment aussi l'on ajoute de nouvelles dents sans avoir besoin de refaire la pièce en entier ?

Quoique pour appliquer les dents artificielles, et les maintenir en place, nous possédions trois moyens différents, leur usage ne remonte pas à la même époque. Sans craindre d'être démenti, nous pouvons affirmer que l'emploi des pivots et des ressorts ne remonte pas au-delà du XVIIIe. siècle, et c'est encore à Fauchard qu'on en doit la connaissance, si toutefois il n'en fut pas l'inventeur. Il n'en est pas de même des liens pour lesquels le fil d'or paraît avoir été employé dans la plus haute antiquité ; on ne peut cependant douter, qu'on ait eu recours à des fils de substance végétale, sans quoi quelques dames Romaines n'auraient pu ôter, toutes les nuits, leurs dents postiches, comme elles ôtaient leurs vêtemens, ainsi que le rapporte Martial, dans ses Épigrammes. De ce côté, les Modernes n'ont donc fait que perfectionner ce moyen de la prothèse dentaire.

Dans ces derniers temps, on a imaginé de suppléer le fil de chanvre, par le cordonnet de soie, connu sous le nom de *cordonnet à dent.*

Plus tard, lorsque M. Janety, dont les arts ont eu récemment à déplorer la perte, eût rendu le platine malléable, on se servit d'un fil de métal pour fixer certaines dents artificielles ; l'avantage qu'offre l'emploi de ce ligament, consiste en ce qu'avec autant de flexibilité que le fil d'or, il est moins cassant, moins visible et moins saillant que ce dernier, dont la couleur jette naturellement trop d'éclat.

Peu de temps après l'introduction de ce moyen, ou du moins vers la même époque, on commença à se servir, pour le même but, du boyau de ver à soie, qui en effet convient mieux que le cordonnet qu'il remplace ; quoique inférieur au fil de platine, il est cependant plus utile dans certains cas.

C'est également à la même époque, ou peu avant, que les Dentistes commencèrent à se servir plus fréquemment d'un moyen connu depuis long-temps ; mais qu'on avait, pour ainsi dire, négligé plutôt que proscrit ; je veux parler des lames élastiques ou crochets. Il serait difficile de faire connaître quel est celui qui le premier se servit de ce procédé remarquable pour fixer les pièces artificielles ; probablement cette idée se présenta en même-temps à divers Dentistes. Quoiqu'il en soit, ce moyen est usité maintenant depuis nombre d'années ; tous les Dentistes instruits en font souvent usage, par la raison qu'on a reconnu que c'est en effet le procédé le plus efficace pour assujettir les pièces factices ; le principal avantage qu'on retire de l'emploi de ces lames ou crochets, vient de ce que par leur moyen, on peut attacher les dents artificielles aux dents les plus voisines comme aux plus éloignées ; il ne s'agit pour cela que d'allonger la lame d'or destinée à entourer les dents sur lesquelles on veut s'appuyer. Avec cette méthode, on jouit encore de la facilité de déplacer ces pièces toutes les fois qu'il paraît nécessaire de les nettoyer.

Si je me suis appesanti sur les détails d'une chose aussi connue, c'est que je me suis rappelé que le sieur Fonzi a assuré au public qu'il était encore l'inventeur de ce moyen, qui long-temps avant son existence à Paris, était en usage chez tous les Dentistes de la Capitale, j'ajoute même de l'étranger.

Je reviens à mon sujet.

On fixe les dentiers et on les met en jeu par diverses espèces de ressorts, tels entre autres que ceux à sauterelles et à spiral, avec levier. Je ne m'étendrai pas davantage à cet égard, sur un sujet d'ailleurs fort intéressant, par la raison qu'il ne se trouve pas immédiatement lié avec l'objet principal pour lequel j'ai composé cet ouvrage. Dans un autre beaucoup plus étendu, que je me propose de publier sous peu, je décrirai la manière de fabriquer tous ces différents ressorts : en attendant, je renvoie le lecteur aux divers traités qui existent sur l'art du Dentiste.

En terminant ce qui est relatif aux dispositions pour l'application des dents incorruptibles, je dois répondre aux objections qui ont été faites contre leur usage.

D'une part, on a dit que le choc de ces dents entre elles, ou contre les dents naturelles, produisait un bruit insupportable, tant pour celui qui les portait dans sa bouche, que pour ceux qui étaient à côté de lui à table ; et pour le prouver, on a frappé ces dents l'une contre l'autre, et le bruit a paru grand ; on a aussi fait mâcher à nu des personnes qui portaient des dentiers complets, et l'on a remarqué du cliquetis qui en résultait, une sensation désagréable. Mais qui ne sait qu'à volonté, avec de bonnes dents, et en mâchant à nu, on fait un bruit insupportable pour soi-même et pour ses voisins, bruit que, cependant, on ne fait pas entendre lorsqu'on mange des aliments , soit mous , soit solides.

D'un autre côté , on a dit que les dents incorruptibles étaient plus dures que les dents naturelles , et que leur contact et leur frottement devaient en user plus promptement la surface triturante , de la même manière que le tuyau de la pipe à fumer faite en terre se faisait une loge entre les dents qui la tiennent.

Si l'on considère que la plupart des dents artificielles qu'on place , sont des incisives et des canines , lors même qu'on conserve encore assez de molaires pour opérer la manducation , on n'aura certainement rien à craindre de ce contact , surtout lorsque dans l'application , on a soin de l'éviter , ou tout au moins de ne pas le rendre trop fort ; et d'ailleurs , j'ai toujours observé que cette usure n'était pas très-considérable.

§. III. *De la manière de mesurer l'espace où l'on veut mettre des Dents artificielles.*

L'imitation exacte de la nature est , dans tous les arts , ce qu'il y a de plus important et de plus difficile ; c'est cette fidèle reproduction des formes organiques qui fait le principal mérite de la sculpture et de la peinture. Mais ces deux arts, qui sont placés au premier rang, ne cherchent à imiter que l'extérieur, au lieu que la chirurgie mécanique, dans l'imitation des organes, doit embrasser, du moins autant que possible, toutes les qualités, les formes et les propriétés de la nature.

On ne saurait donc faire des dents artificielles incorruptibles parfaitement semblables aux humaines, sans se servir de matrices, qui produisent des dents d'une forme très-naturelle; il ne faut pas non plus espérer de faire une pièce parfaite, si auparavant on ne s'est assuré de l'exactitude du modèle de l'espace qu'on veut garnir. Toutefois il importe de faire remarquer que, lorsqu'on n'a qu'une dent à poser, le coup-d'œil du praticien suffit pour choisir la dent incorruptible comme une dent humaine, parmi le grand nombre de celles de la même espèce, qui ressemblent pour la couleur.

Quant à l'opération, qui consiste à prendre la mesure de l'espace vide, elle doit être faite avec d'autant plus de soin, pour les dents incorruptibles, que lorsqu'elles sont montées, il est toujours difficile d'en diminuer.

Les anciens Dentistes ne se servaient que du compas; d'autres ont eu recours à la mesure prise avec une carte; quelques-uns, et entre autres M. Duval, employaient une lame de plomb un peu plus longue que l'espace édenté ; ils la comprimaient sur la gencive et sur les dents qui bornent cet espace, c'est-à-dire, qu'ils l'estampaient sur l'espace même.

Cette manière, à laquelle on doit sans doute l'estampage des plaques sur lesquelles on monte plusieurs dents, ne convient nullement quand les parties sont sensibles.

Le procédé de faire un modèle en cire taillé à la main, est peut-être encore le plus ancien de tous ; mais il est insuffisant seul, et peut servir avec le précédent, pour le rapport des dents inférieures avec les supérieures.

M. Duval nous a communiqué un autre moyen, qui nous a paru ingénieux, surtout en ce qu'il peut seul suppléer les deux procédés dont nous venons de parler : il consiste à prendre une lame de plomb très-mince et un peu plus longue que l'espace où l'on veut poser des dents ; on la roule sur une certaine quantité de coton cardé ; ensuite on la pose dans l'espace, et on l'y comprime dans tous les sens, en faisant serrer les deux mâchoires ; on marque, si l'on veut, à la face intérieure de ce modèle métallique, le nombre des dents, ainsi que leur longueur. Un des avantages de ce modèle, est qu'il suffit aussi pour modeler l'espace même.

Pour avoir la mesure de la partie de la mâchoire privée de dents , on suit aujourd'hui un autre procédé, dont Maggiolo et MM. Gariot et Dubois-Foucou ont tellement senti l'importance , que dans leurs ouvrages , ils ont insisté sur son utilité ; pour nous, convaincus que d'un modèle dont l'exactitude serait imparfaite , il ne peut jamais sortir qu'une pièce vicieuse , nous croyons devoir rappeler ici, qu'il est essentiel de prendre tous les soins possibles pour se procurer un moule parfaitement juste. Pour y parvenir , on commence par faire ramollir de la cire vierge , dans de l'eau chauffée dans un vase bien couvert; ensuite on la pétrit parfaitement avec les doigts, jusqu'à ce qu'elle soit assez molle, pour que les dents puissent s'y imprimer sans effort ; on en prépare un morceau qui comprend , non seulement l'espace édenté , mais encore les dents voisines; on présente d'abord à la brèche , la cire , qu'on comprime doucement , jusqu'à ce que les gencives et les dents qui avoisinent le vide y aient entièrement pénétré ; ensuite on retire avec précaution cette cire, dans le sens de l'impression , afin que l'empreinte ne se déforme point.

Il y a des Dentistes qui , dans l'intention de rendre cette empreinte plus parfaite , ont l'habitude de la présenter une seconde fois à l'emplacement ; mais cette opération est loin de produire l'effet qu'ils se proposent ; elle ne sert qu'à déformer la cire, ou tout au moins à en agrandir le creux, ce qui grossit les formes, tant des gencives que des dents ; il est certain qu'on ne peut obtenir ainsi qu'un modèle inexact.

L'empreinte doit donc se prendre d'un seul coup, et sans tâtonner, car différemment, elle ne vaudrait rien.

Si l'on ne réussit point dès la première fois, ce qui arrive assez souvent, il faut recommencer, mais en ayant soin de pétrir de nouveau la cire.

Il convient toujours de prendre deux empreintes, afin de conserver intact un modèle qui sert à vérifier la pièce, lorsqu'elle est faite ; car tous les dentistes savent que le premier modèle s'altère plus ou moins dans l'exécution. Pour établir les rapports de la mâchoire qu'on répare avec celle qui est en contact, une troisième empreinte est encore souvent nécessaire. Elle se prend ainsi. On dispose un rondeau de cire assez épais, et assez long pour que les dents les plus voisines du vide puissent s'y imprimer ; on présente ce rondeau sous l'espace édenté et les dents qui l'avoisinent ; on le comprime doucement avec les doigts, et lorsqu'il est arrivé aux gencives, on fait mordre jusqu'à ce que les dents des deux mâchoires se rencontrent. On retire doucement la cire, en suivant bien la direction des dents ; elle représente alors, non seulement l'espace qu'il faut garnir de dents, mais encore les dents qui y sont opposées.

Cette troisième empreinte, prise dans l'intention d'avoir les rapports des deux mâchoires, ne suffit même pas toujours pour assurer à ses ouvrages cette exactitude si nécessaire ; c'est ce qui m'a décidé à faire en même-temps, ainsi que les anciens Dentistes en avaient l'habitude, une pièce en cire qui remplit bien l'espace ; je forme, à cette cire, les dents que je désire ; je tâche enfin d'y donner la forme exacte que devra avoir la pièce que je me propose de faire ; et lorsque je crois que cette pièce en cire est bien préparée, je la présente à la bouche, et je fais rapprocher la mâchoire inférieure de la supérieure. Je vois, par ce moyen, où il faut ôter de la cire. On conçoit que cette pièce, faite sur la bouche même, doit parfaitement convenir pour vérifier si le modèle est exact, et servir également de guide dans la confection de la pièce artificielle ; il serait difficile, en agissant ainsi, de ne pas réussir dans son travail.

L'empreinte de cire étant refroidie et durcie,

on la place sur une glace ou sur un marbre huilé ; on l'entoure d'un rempart de ciment ou de terre glaise (qu'on prolonge même d'un pouce au-delà des extrémités latérales) ; on dé-laie du plâtre (1) à modeler d'une consistance convenable ; et ensuite on commence par rem-plir les parties les plus creuses, en se servant d'un pinceau de plume pour faire bien exac-tement pénétrer le plâtre dans les cavités les plus profondes, afin de donner au modèle une épaisseur à-peu-près d'un pouce.

Aussitôt que cette partie de plâtre est bien prise, on retourne le modèle, on pratique à chaque extrémité une cavité ronde, qui doit ser-vir de repaire à la partie destinée à représen-ter les dents opposées à la brèche ; on entoure cette seconde empreinte d'une bande de ciment ou d'argile ; on huile légèrement la partie de plâtre durci, afin que celui qu'on va couler dessus ne s'y attache pas ; ensuite on délaie du

---

(1) Pour rendre le modèle plus dur, on peut ajouter au plâtre une petite partie de gomme arabique. Il y a des Dentistes qui font leurs modèles avec du soufre fondu ; mais ce moyen, quoique bon, nous semble ne pas devoir l'emporter sur celui usité, par la raison qu'il n'offre pas un plus grand avantage, et que l'exécution en est plus diffi-cile et exige parconséquent plus de temps.

plâtre , et on le coule avec les mêmes précautions qu'on a prises pour l'autre.

Lorsque cette masse est bien sèche et dure,
on la plonge dans de l'eau bouillante , afin d'en
retirer la cire. On peut encore employer , si
on le désire , de la cire à modeler, pour prendre les empreintes ; elle est plus molle et plus
liante , et convient plus particulièrement aux personnes qui ont encore des dents , mais qui les
ont très-faibles (1).

Pour avoir un modèle plus solide que le plâtre,
et sur lequel on puisse estamper une cuvette
de platine , il faut mouler le modèle en plâtre
avec la terre glaise ou du sable , dans lequel
on coule du métal , soit un mélange d'étain et
de régule, ou de bronze.

Ce modèle métallique , qui représente toutes
les élévations et les sinuosités les plus compliquées de la mâchoire, sert à estamper une plaque
de platine plus ou moins épaisse, en la comprimant
vivement , en frappant sur le contre-moule de
ce modèle , qu'on fait de la manière suivante.

Si le modèle sur lequel on veut faire un
contre-moule a des dents , il faut les couper,

---

(1) Cette cire se prépare avec la térébenthine : sur une
livre de cire, on met ordinairement trois onces de térébenthine.

mais laisser une partie de leur talon, afin de pouvoir former des collets à la plaque ; on fait une bande de terre glaise avec laquelle on entoure le modèle ; on saupoudre le tout avec de la poudre d'amidon, et l'on y verse le mélange d'étain et de plomb à l'instant où il va se figer.

Lorsque le tout est froid, on sépare les deux parties, en frappant avec un maillet dans l'endroit de leur union. Il est nécessaire d'avertir qu'il arrive souvent, lorsque le modèle n'a pas été suffisamment saupoudré, et que le métal a été versé trop chaud, que les deux parties sont collées de manière à ne pouvoir être séparées ; mais toutes les fois que cela arrive, ou qu'on observe quelques imperfections, il faut les réparer, ou recommencer l'opération, si cela est nécessaire. Au moyen de l'estampage, on fait prendre la forme parfaite de l'arcade dentaire à cette feuille de platine, sur laquelle on monte ensuite les dents incorruptibles, en soudant, d'une part, un fil de platine dans la rainure pratiquée à la partie postérieure des dents, et de l'autre, à la cuvette.

Voyez la manière de souder et de monter les dents incorruptibles, section IV, parag. V.

§. IV. — *De la manière de tailler et de polir les Dents incorruptibles.*

Si nous avons donné, à plusieurs artistes qui s'occupent de la fabrication des dents incorruptibles, des éloges mérités, l'impartialité dont nous faisons profession veut également, que nous leur adressions le reproche de ne pas mettre assez de soin à donner à leurs dents une forme exactement semblable à celle de la nature ; plusieurs les font au hasard, rondes ou carrées ; ils les taillent et les raccourcissent ensuite, suivant l'occurrence (1). Quant à moi, je me suis

---

(1) M. Maury, dit page 22 de son opuscule, que pour qu'une dent s'ajuste bien il faut la choisir assez grande pour qu'on puisse la tailler, au moins d'un cinquième. Étrange assertion ! n'est-il pas préférable de la choisir d'abord avec les dimensions dont on a besoin, afin d'y avoir peu à toucher ; c'est ainsi qu'on abrège une opération déjà longue par sa nature. Quand on fait une pièce à dents naturelles, le premier soin du dentiste est de choisir les dents d'une forme qui convienne pour remplir exactement l'espace édenté, sans avoir besoin d'altérer avec la lime leurs formes gracieuses ; tous les bons praticiens savent que la beauté de cette sorte d'ouvrage consiste a conserver aux dents naturelles leurs formes primitives, formes indispensables pour la beauté et la durée de ces pièces artificielles : il doit en être de même à l'égard des dents incorruptibles.

toujours attaché à donner d'abord à mes dents
incorruptibles une forme naturelle et vraie , en
les calquant sur des dents véritables. Par ce
moyen , je ne suis pas dans la nécessité , lorsque je fais une pièce , d'user le tiers ou la
moitié de la substance ; car il est bien certain ,
quels que soient l'adresse et le talent du Dentiste , qu'il réussira rarement à donner à la
dent incorruptible cette forme grâcieuse et naturelle , s'il n'a pas eu soin de la calquer , de
la modeler sur une dent véritable.

L'imitation, dans ces cas, ne sera jamais exacte;
elle aura toujours quelque chose de pénible et
de contrefait. Mon procédé offre donc de grands
avantages ; il m'arrive rarement d'avoir à retou-
cher aux dents que j'ai fabriquées ; de façon
qu'elles conservent toujours les belles proportions qu'elles avaient en sortant du moule ;
seulement il faut les choisir de formes convenables , comme on le fait à l'égard des dents
naturelles.

Malgré toutes ces précautions , il arrive cependant qu'on se trouve quelquefois dans la nécessité de recourir à l'usage de la meule (1) ;

---

(1) On emploie encore avec avantage , une meule
semblable à celle du rémouleur, dont l'auge est garnie en
plomb.

c'est pourquoi il convient d'avoir un tour dans le genre des lapidaires, avec arbre perpendiculaire sur lequel on puisse monter des meules de tous calibres, de toutes formes, afin de pouvoir user les dents incorruptibles où cela est nécessaire.

On peut encore attaquer avec la lime les aspérités, les angles trop saillants, en ayant soin de la charger d'un grès fin qu'on humecte un peu. Je recommande d'autant plus ce moyen, qu'il m'est tous les jours très-utile pour user des endroits où la meule ne peut atteindre. J'en fais principalement un usage avantageux toutes les fois que je cherche à donner de la grâce à certaines dents, à amincir des parties épaisses, à les rendre enfin plus sveltes et moins massives; les Dentistes feront donc très-bien de se servir de la lime ainsi chargée dans des cas semblables à ceux que je viens d'indiquer.

Pour se servir des meules avec avantage, il convient d'en avoir quelque habitude; alors cette opération devient facile, et l'on parvient aisément à retrancher des dents incorruptibles tout ce qui nuirait à la réussite du travail (1).

____

(1) On peut encore employer avec succès, pour user

Souvent il arrive que quelques dents sont trop bombées, et plus saillantes que leurs voisines ; dans ce cas, il convient de les aplatir sur la meule, afin d'user toute la substance qu'elles ont de trop ; on rétablit ensuite le poli de l'é-mail, en les passant sur une meule de bois mouillée et chargée de pierre-ponce fine ; pour rendre le poli plus parfait, on finit par se servir d'une poudre de pierre-ponce encore plus fine, qu'on ne mouille point comme la précédente.

§. V. — *De la manière de souder les Dents incorruptibles.*

Le platine ne peut être solidement soudé qu'avec l'or (1). On emploie l'or fin et l'or au

---

les dents incorruptibles lorsqu'elles sont montées, des morceaux de meule dont on se sert à la manière des limes, ayant soin de les humecter et même de les charger de grès.

(2) M. Maury dans un opuscule qu'il vient de publier sous le titre de, *Manuel sur l'art du dentiste*, pour l'application des dents incorruptibles, indique une manière vicieuse pour souder les dents de porcelaine ; il dit, page 23, que pour souder les pivots aux crampons on doit employer de la soudure au tiers, tandis qu'il est reconnu qu'on ne peut souder solidement qu'avec de l'or fin, seul métal capable de se lier exactement avec le platine et de

titre : le fin sert à faire la première soudure ;
pour fixer un fil de platine aplati entre les crampons qui pénètrent dans les dents incorruptibles , et celui au titre , à souder à une cuvette de
platine ce même fil déjà adapté dans la rainure
ou coulisse faite à la partie postérieure de
chaque dent, comme nous le décrirons dans
un autre endroit. Pour souder, il est nécessaire de prendre certaines précautions ; par
exemple , il ne faut pas engager le fil de platine entre les deux crampons , parce que l'or ,
en coulant, les forcerait, ce qui ferait fendre
la dent : il faut aussi avoir soin de passer du
borax sur les crampons, et de charger fortement en paillons.

Une précaution, non moins essentielle, est

---

résister à l'activité destructive de la salive. Page 25 il
prescrit l'or au titre pour faire les secondes soudures afin
de fixer les dents à un bandeau de platine. Nous deman-
derons comment il est possible de chauffer les objets au
point de pouvoir faire couler l'or sans fondre la première
soudure ? C'est envain je crois qu'on chercherait à la
garantir ; on doit se garder de suivre cette méthode pour
monter les dents incorruptibles, car outre les difficultés
qu'on rencontrerait dans l'exécution, dès que les pièces
sont mises dans la bouche, le métal se crasse, devient
dégoûtant, et l'on doit toujours craindre, que quelques dents
se détachent par l'effet de l'oxidation de la soudure, comme
il est arrivé maintes fois.

celle de ne pas laisser surprendre les dents incorruptibles, car si on les chauffait trop brus-
quement, on les exposerait à se fendre ou à se
casser. Il faut, quand on veut les souder, les
mettre sur des charbons à souder, les en entourer, et lorsque les dents sont chauffées, diriger lentement la flamme de la lampe (1) sur
les charbons, et n'attaquer les dents que lorsque la chaleur est égale partout, et que les dents
sont même presque rouges ; alors il n'y a aucun
danger de les chauffer vivement, pour faire
couler l'or. Après, on les laisse refroidir lentement sur les mêmes charbons, et l'on évite
de les exposer à aucun courant d'air ; pour cela,
on couvre d'un étouffoir le vase qui contient
les charbons.

On fait dérocher, s'il est nécessaire. Voyez
cet article, sect. V, parag. X.

---

(1) La lampe doit être assez grande pour contenir
environ une livre d'huile, et la mèche très-grosse afin
qu'elle fournisse une chaleur assez considérable pour que
l'action du feu soit soutenue.

CINQUIÈME SECTION.

Des diverses manières de monter les Dents incorruptibles.

Une fois qu'on a terminé tout ce qui concerne la confection des dents, en un mot, qu'on les a fait passer par toutes les opérations, que nous avons décrites dans les sections précédentes, il faut s'occuper de les monter; c'est-à-dire, de les assujettir et de les fixer sur une base métallique.

Il existe plusieurs procédés à cet effet, tous également usités, et que le Dentiste peut varier suivant les circonstances.

Je me propose, dans ce paragraphe, d'en donner une analyse succincte mais suffisante pour mettre à même, ceux qui me liront, de monter solidement leurs pièces, et de les préparer comme il convient, afin de pouvoir ensuite les placer, les naturaliser dans la bouche, sans nuire aux points d'appui, dont la conservation est si nécessaire.

Les dents incorruptibles peuvent être montées comme toutes les autres dents artificielles elles sont à tenon simple, ou à tenon avec ai-

lette ou crochet ; elles sont montées sur cuvettes , ou fixées sur bandeau , ou même enfilées
avec une lame de platine ; de même elles sont
faites d'un seul morceau avec une ou plusieurs
des dispositions relatives aux différents modes
d'application.

Nous commencerons par la description du
procédé qui a été le premier mis en usage , attendu qu'il a donné naissance aux autres.

§. Ier. — *De l'ancien procédé de fabrication des Dents incorruptibles.*

Le retrait très-remarquable que subissaient
les dentiers ou portions de dentiers artificiels
composés d'une seule pièce , a été cause de
leur proscription ; mais on ne saurait en disconvenir , si on parvenait à obvier au retrait ,
cette sorte de dentiers serait très-utile , comme
nous l'avons démontré dans la seconde section
de cet ouvrage.

Des expériences multipliées ne nous permettent pas de douter que nous ne soyons parvenus à diminuer considérablement le retrait , et
même à l'avoir rendu presque imperceptible ;
d'ailleurs , il nous est toujours possible d'y remédier : pour convaincre , il suffira de faire connaître les moyens que nous avons employés
pour atteindre à ce but.

Une des principales causes du retrait est dans la grande facilité du kaolin à s'imprégner d'eau, lorsqu'on forme la pâte ; en séchant , son volume diminue déjà beaucoup, par l'absorption du liquide ; mais ensuite , étant soumis à une première cuisson (ce qui s'appelle faire le biscuit), il diminue encore davantage ; enfin , au four du porcelainier , il diminue plus encore ; alors il est certain que le retrait doit être très sensible , et les objets qui avaient d'abord les proportions nécessaires , se trouveront trop petits et ne pourront plus remplir exactement l'espace pour lequel on les a faits.

Nos confrères obtiendront la preuve de ce que nous avançons , s'ils mettent en pratique le procédé que nous indiquons (1).

Peut-être croira-t-on qu'une pâte composée avec les deux tiers de substances déjà cuites , ne pourra plus être assez flexible pour qu'on puisse modeler avec facilité ; on se trompe , cette pâte conserve assez de souplesse ; d'ailleurs, cette souplesse est augmentée par la terre d'encol-

---

(1) Il nous est souvent arrivé de faire des pièces simples et même des dentiers complets avec les pâtes qui nous servent à fabriquer les dents ; pour réussir, il nous à suffit de prendre dans l'exécution : quelques précautions que nous aurons soin de relater dans ce paragraphe.

lage que nous y incorporons, et qui permet de la travailler facilement. Le retrait se fait à peine sentir, lorsqu'on prend les diverses précautions que nous allons décrire.

On connait la manière de préparer la pâte et l'émail ; nous l'avons décrite dans un autre endroit, auquel nous renvoyons les lecteurs. Nous recommandons seulement de prendre soin de se procurer une mesure très-exacte de la bouche qu'on doit garnir d'une pièce de dents artificielles incorruptibles, car nous avons déjà observé, dans la IVe. section, que pour réussir dans son travail, il fallait, avant tout, s'assurer de l'exactitude du modèle.

Avant de remplir la brèche avec un morceau de pâte, il faut diminuer, sur le moule, d'un quart à-peu-près, la largeur des deux dents que doit toucher la pièce, et surtout conserver leurs formes naturelles. Ensuite on prend un morceau de pâte, qu'on pétrit bien dans ses doigts, et lorsqu'il est de consistance un peu ferme, on en remplit l'espace, en observant de laisser suffisamment de matière, tant en largeur qu'en épaisseur, afin de pouvoir donner aux dents la forme qu'on désire ; s'il faut des trous, on en fait aux endroits convenables pendant que la pâte est encore molle ; on se sert pour cela d'un foret fin et très-acéré, ou bien d'un équarrissoir. Si c'est à crochets qu'on doit fixer les pièces , on fera, aux extrémités de la face intérieure , des rainures sur les côtés desquelles on implantera plusieurs crampons , pour pouvoir y souder les crochets , ou bien y implanter des tubes de platine qui doivent traverser d'outre en outre , pour y river ou souder les lames élastiques. On laisse sécher lentement la pièce ; après on examine s'il n'y a pas de crevasses ; si l'on en observe , il faut les boucher avec un pinceau chargé de pâte liquide ; on peut encore se servir pour cet objet , d'un petit grattoir en platine ou en ivoire, qu'on promène sur les crevasses en les humectant un peu.

Après que les raccords sont secs , (1) on fait le biscuit à un feu allumé par degrés , et poussé à une chaleur considérable , et pendant long-temps ; cela est nécessaire , pour donner à la matière une solidité qui permette de pouvoir la travailler sans craindre de la déformer ; mais, il faut l'avouer , la matière ainsi biscuite est

---

(1) Il est essentiel de prévenir qu'avant de soumettre les pièces au biscuit, elles doivent être parfaitement sèches et surtout de ne pas les laisser surprendre par une chaleur trop brusque , car elles se briseraient en morceaux, c'est ce qui m'est arrivé plusieurs fois pour m'être trop pressé.

toujours assez fragile, et demande dans celui qui sculpte, une adresse et une légèreté dont peu d'opérateurs sont capables. Il faut toujours sculpter les dents le plus naturellement possible ; on se sert pour cela de grattoirs et d'onglettes bien déliés et bien acérés ; on les divise, tantôt avec le grattoir, tantôt avec des limes à séparer, et c'est principalement dans cette opération qu'il faut prendre garde d'endommager la pièce.

Il est essentiel de tenir toujours les dents un peu plus longues, à cause du retrait.

Après avoir figuré les dents et les avoir rendues assez légères, on les pare, soit avec le frottement du doigt, ou avec une petite brosse à dent, qui convient très-bien pour cet objet ; ensuite on émaille avec l'un des émaux que nous avons formulés, d'abord les gencives, et ensuite les dents.

Si, en émaillant, on a effacé quelques séparations, on les rétablit avec un grattoir très-mince ; on ôte de l'émail partout où il y en a trop, et il ne faut en laisser que tout juste ce qu'il est nécessaire, afin que la pièce ait un air vrai et naturel.

On doit bien observer, en émaillant, de ne pas altérer les formes des dents ; en conséquence, l'émaillage doit être fait avec soin, et surtout d'une consistance convenable.

On fait cuire ces pièces ainsi fabriquées avec les précautions indiquées dans d'autres passages ; tirées du four, on les présente sur leurs modèles, et s'il y a quelques imperfections dans leur ajustement, on y remédie par le moyen des meules ou des limes chargées de grès humecté ; ensuite on essaie à la bouche, et l'on pose ces pièces, si elles vont parfaitement ; sinon on les recommence, en tâchant de remédier aux imperfections qu'on a remarquées. C'est par le concours de toutes les précautions que nous avons indiquées, qu'on parvient à rendre le retrait presque nul, et qu'on réussit à faire des pièces parfaitement ajustées.

§. II. *Des Dentiers complets d'une seule pièce.*

Quoiqu'on ait pu dire, il est certain qu'il n'est pas impossible de réussir complètement dans la confection des dentiers complets, d'après le procédé de feu Duchateau ; pour moi, j'en ai souvent fait qui ont eu une entière réussite : il m'a suffi de prendre une empreinte sur le modèle fait sur celle prise sur la bouche, et d'écarter environ d'un douzième, à cette seconde empreinte les extrémités de l'arcade alvéolaire ;

de faire ensuite un moule pour y ajuster deux morceaux de pâte représentant le contour du bord alvéolaire.

Les dentiers ne peuvent se fixer à la bouche, comme on sait, qu'au moyen de ressorts à leviers ; il convient de marquer sur le modèle même, et en dehors, les endroits où ils devront s'adapter, afin de pouvoir faire aux rondeaux de pâte encore mous, les emplacemens des ressorts, d'y percer des trous, d'y introduire même d'outre en outre deux tubes de platine destinés à recevoir les goupilles ou des vis qui doivent fixer les leviers.

Après que ces deux morceaux de pâte sont bien secs, on les soumet à un degré de chaleur considérable, c'est-à-dire, à un biscuit semblable à celui qui se fait dans les manufactures(1) ; ensuite on ajuste à l'aise ces dentiers sur leurs modèles, et l'on forme les dents avec la plus grande précaution ; enfin, on en agit comme pour les dentiers d'hyppopotame ; seulement il faut observer de faire les dents un peu plus larges et plus longues, en opérant ainsi, le succès est infaillible.

Il est toujours nécessaire de préparer deux

____

(1) Plus la pièce est considérable, plus le biscuit doit être bien fait, cela étant nécessaire pour pouvoir sculpter convenablement les dents.

(159)

pièces pareilles, afin de parer aux accidents qui
pourraient survenir ; je me suis souvent bien
trouvé de cette habitude , que les jeunes Dentistes doivent contracter.

Lorsque les dentiers sont bien sculptés, on
émaille d'abord les gencives , ensuite les dents
avec un des émaux que nous avons formulés ,
et avec celui qu'on sait être de la nuance dont
on a besoin ; on présente ces dentiers , dès
qu'ils sont cuits, sur les modèles qui ont été
faits sur les empreintes prises à la bouche, et
s'ils ne s'adaptent pas complètement, on use
avec les meules et au tour tout ce qui s'y oppose ; en un mot, on les coordonne de manière à ce qu'ils ne laissent rien à désirer.

Si la gencive n'est pas assez rouge , on en
augmente la vivacité avec le précipité pourpre
de Cassius (oxide d'or précipité par le muriate
d'étain), qu'on fixe au feu de moufle. Voyez
cet article au parag. III de cette section.

On peut encore réussir à faire des dentiers
d'une seule pièce, en adaptant, au moyen de
quelques vis , les deux rondeaux de pâte sur
d'épaisses cuvettes de platine.

§. III. *Manière de colorer les gencives des pièces
incorruptibles, dont la couleur n'est pas assez vive.*

Dans la seconde section de cet ouvrage,

nous avons dit que le meilleur ingrédient pour colorer les gencives des pièces incorruptibles, était l'oxide d'or précipité par la potasse, parce qu'étant incorporé dans l'émail même, il donne une couleur indestructible ; mais nous devons cependant convenir, qu'il arrive quelquefois que le coup de feu auquel la pièce a été soumise, altère ou empêche l'entier développement de son principe colorant. Lorsque cela a lieu, on peut colorer davantage (1) les gencives avec le précipité pourpre de Cassius (oxide d'or précipité par l'étain).

Cette méthode est très-facile, et quoique la couleur du pourpre de Cassius ne résiste pas toujours aux sucs salivaires, on est cependant bien aise de savoir par quel moyen on l'obtient. Voici le mélange que j'emploie : pourpre de Cassius préparé (2), telle quantité que vous

---

(1) Si on le désire on peut émailler de nouveau les gencives, cette seconde couche d'émail rendra la couleur plus foncée ; mais on est alors obligé de remettre la pièce au four du porcelainier, ce qui exige du temps, et d'un autre côté la couleur des dents s'affaiblit toujours un peu dans cette seconde cuisson. Au reste, c'est a l'artiste de juger ce qui convient le mieux.

(2) Le pourpre de Cassius ne s'emploie pas seul, il faut toujours y joindre un fondant, tel que le cristal de Venise ; ordinairement on met un grain de l'un et de l'autre ; mais à Paris on trouve du pourpre de Cassius tout prêt à employer

désirez ; broyez très-fin sur une glace avec une molette de verre ; ajoutez partie égale d'essence de thérébentine et de lavande. Lorsque le broyage est parfait, on ajoute encore à ce mélange quelques gouttes d'huile grasse, afin de mieux lier la couleur ; ensuite on peint avec un pinceau la partie de la pièce qui figure les gencives. Dès que la couleur est sèche, on place la pièce dans une petite mouffle, et pour que la couleur se fixe solidement, il est nécessaire d'exposer la pièce à un coup de feu assez ardent ; à cet effet, on dispose dans une cheminée, avec quelques briques, une espèce de four, au milieu duquel on met une certaine quantité de charbon ; deux fils de fer assez forts, mis en travers sur deux briques, soutiennent la mouffle qu'on entoure de charbons auxquels on met le feu.

Lorsque les charbons sont ardents et que la mouffle est tout-à-fait rouge, on attend un instant, et l'on retire par le trou du milieu l'échantillon qu'il faut avoir soin d'y placer au bout d'un fil de platine de grosseur suffisante.

Si la couleur de l'échantillon paraît bien glacé, on se hâte de retirer, avec les pincettes, la mouffle du centre du feu, et on la laisse refroidir

---

et contenant du fondant, chez L'héro, marchand de couleurs Cour S.-Martin.

tout-à-fait avant d'en sortir les objets, qui se gerceraient, si on les exposait trop promptement à une température froide.

Il faut prendre beaucoup de précautions pour réussir à donner aux gencives une couleur vermeille ; si on laisse trop long-temps la mouffle exposée au feu, la couleur rose se flétrit, devient bleue ou jaune, et enfin quelquefois finit par se brûler ; il faut donc toujours avoir des essais, pour servir de guide dans cette opération.

Cette manière de colorer les gencives est sans doute bien facile; mais la couleur s'altère quelquefois bien promptement ; cependant j'ai souvent vu des pièces, dont les gencives avaient été colorées par ce procédé, et qui avaient été portées un très-grand nombre d'années, sans avoir éprouvé les plus légères altérations. D'ailleurs, comme je l'ai dit, on ne doit avoir recours à ce moyen que lorsque la couleur primitive des gencives ne s'est pas suffisamment développée pendant la cuisson de la pièce, au grand feu du four du porcelainier.

§ IV. *Des Dents incorruptibles à pivot.*

La manière de poser les dents artificielles au moyen d'un tenon qui les fixe à la racine, et qu'on a improprement nommé pivot , offre de grands avantages , et mérite de notre part une explication particulière ; lorsque la racine de la dent, détruite par la carie ou par quelque autre cause, est restée saine, l'implantation de la dent artificielle , au moyen de ce qu'on appelle un pivot , devient plus facile.

On commence par limer de cette racine tout ce qui dépasse la gencive, afin de pouvoir y établir une dent de remplacement, qu'on a taraudée pour y introduire le pivot , dont l'extrémité pénètre dans la racine ; au reste , ce procédé est maintenant trop connu et trop pratiqué par les Dentistes , pour que je croie devoir le décrire dans tous ses détails : je me contenterai de leur communiquer quelques observations , résultat de ma propre expérience.

Les personnes de l'art n'ignorent point que ces dents à pivot , lorsqu'elles ont été parfaitement posées, sont d'une solidité presque égale à celle des dents naturelles , et qu'elles se marient si bien avec leurs voisines , que l'œil le plus clairvoyant ne saurait les distinguer. En effet , il est impossible d'apercevoir aucune différence lorsque le pivot est taraudé dans le canal dentaire , et que la dent a pu être laissée assez épaisse pour que la pointe de la vis n'ait pas pénétré jusqu'à la partie postérieure.

Cette opération à l'égard des dents incorruptibles, n'a pas offert jusqu'ici le même avantage, parce que la dent n'ayant pas de talon,
il est impossible que le pivot ne soit pas visible;
on est forcé de le souder dans la rainure pratiquée à la partie postérieure, et ensuite de
former avec du métal une espèce de talon qui
est de la plus grande nécessité pour la solidité
de la dent. Tous les Dentistes savent qu'une
dent artificielle ne peut être solide qu'autant
qu'elle s'ajuste parfaitement avec la racine sur
laquelle le pivot doit la fixer.

Frappé de cette imperfection, j'ai tâché d'y
remédier; j'ai fait des dents à pivot, comme le
conseille M. Dubois-Foucou, en implantant un
pivot dans la dent avant la cuisson; mais comme
ce moyen, peu sûr, était le plus long, et que
les dents à pivot sont de toutes les dents artificielles celles qu'on pose le plus fréquemment,
j'ai essayé d'en préparer avec des talons, dans
le milieu desquels j'introduis, avant la cuisson,
une vis de platine d'environ une ligne et demie
de longueur; j'ai soin d'y faire un trou qui si-
mule le canal dentaire. Après que la dent a été
préalablement ajustée sur la racine, je soude
avec de l'or fin le bout du pivot dans le trou
de cette vis; ensuite je coordonne la partie
qui doit pénétrer dans la racine, en obser-

vant de donner à ce pivot une forme carrée, au lieu de la ronde, comme cela est usité, ce qui donne à la dent une plus grande solidité.

Le trou de la racine doit être rendu carré, par l'introduction d'un cautère de cette forme qu'on fait chauffer ; ainsi, on fixe non seulement la dent incorruptible, mais encore on approche, autant que possible, des avantages qu'offre, pour cette opération, l'emploi des dents naturelles.

§. V. *Du procédé le plus généralement suivi pour monter les Dents incorruptibles sur cuvette de platine.*

Le procédé de monter les dents incorruptibles sur un bandeau de platine, suivi par M. Fonzi, quoiqu'il ait été employé le premier, et que quelques Dentistes le mettent en usage, et quoiqu'il ait été décrit dans l'opuscule publié par M. Maury, ne doit pas trouver place ici ; en effet, ce mode de monter les dents incorruptibles est des plus vicieux ; les dents montées ainsi sont facilement reconnues pour être fausses, les bandeaux étant très-visibles dans les séparations des dents, surtout lorsque, pour l'harmonie, on est obligé de les éloigner un peu les unes des autres. Ces pièces ordinairement reposent mal sur le bord alvéolaire , blessent les gencives , et n'ont point de solidité , lorsqu'il n'y a aucune racine pour leur en donner.

C'est ici qu'il faut observer qu'une pièce de dents artificielles ne peut en avoir que dans le cas où elle est bien assise au moyen d'une cuvette plus ou moins creuse, afin de recevoir le bord alvéolaire ; tous les bons Dentistes savent cela. Cependant il peut arriver , mais rarement , qu'on ait recours à ce procédé, surtout lorsque les dents auxquelles on veut fixer une série de dents , sont déchaussées , très-longues et un peu mobiles , comme cela arrive chez certaines personnes à une époque de la vie. Ce procédé peut aussi convenir quelquefois pour fixer une dent incorruptible à la mâchoire inférieure ; le bandeau sert alors de point d'appui au sommet de la langue qui tend à pousser les dents inférieures en avant, ce qui cause souvent leur chute. Hors les cas que nous venons de signaler , ce procédé doit être proscrit.

Le mode le plus généralement suivi aujourd'hui pour monter les dents incorruptibles , est celui dont nous allons donner la description : ce procédé consiste , 1°. à bien ajuster sur le modèle une plaque de platine , de manière qu'elle reçoive très-exactement les moindres éminences des gencives ; ensuite de déterminer avec précision tous les endroits où doivent être posées les dents ; de les ajuster les unes après les autres, et de souder, avec de l'or fin, un morceau de fil de platine à la plaque et à tous les endroits qui répondent aux dents ; ce fil est ensuite ajusté dans la rainure pratiquée à la surface postérieure, et on l'y soude aux crampons avec l'or au titre (1).

Lorsque toutes les dents sont soudées, et qu'on s'est assuré, par des essais convenables, qu'elles sont parfaitement placées, on soude sur toute la surface postérieure des lames de platine suffisamment larges pour cacher les trois quarts des goupilles qui fixent les dents à la plaque, et pour donner à cette surface postérieure plus de régularité, et augmenter la solidité des dents, il faut avoir soin de charger ces lames de nombreux paillons d'or au titre, afin qu'elles se lient si bien, qu'aucun effort ne puisse les faire dévier, et que l'or en coulant remplisse tous les vides, ce qui est indispensable pour la solidité, la beauté du travail, et surtout pour la propreté.

----

(1) Il convient d'observer ici, que toutes les fois qu'on fait une pièce de dents incorruptibles, la première soudure doit être faite avec l'or fin, et la seconde avec l'or au titre. Cependant il nous arrive quelquefois de n'employer, pour les deux soudures, que l'or au titre.

Chaque pièce doit être dérochée, parée avec soin, et polie convenablement. Voyez les paragraphes X et XI de cette section.

§. VI. *Autre procédé pour monter les Dents incorruptibles sur cuvette.*

Le procédé que nous allons décrire vaut mieux que le précédent, et n'est connu que de nous et de quelques Dentistes auxquels nous l'avons indiqué ; nous le communiquons avec plaisir à tous nos confrères, et nous désirons, pour l'intérêt public, qu'il soit généralement suivi.

Lorsqu'il s'agit de faire une pièce, on commence par choisir les dents de couleur et de forme convenables ; on les ajuste d'abord le mieux qu'il est possible aux emplacemens ; après s'être assuré par des essais qu'elles remplissent bien toute l'étendue de la brèche, on soude avec l'or fin dans la rainure postérieure de chacune, un fil de platine laminé en épaisseur convenable, on le laisse dépasser d'environ trois lignes au-dessus de chaque dent ; ensuite on adapte les dents à leur place respective sur le modèle, où l'on perce un trou pour recevoir le fil de platine qui forme une espèce de pivot ; il faut avoir soin que toutes les dents soient placées les unes à côté des autres avec symétrie, afin que la position en soit naturelle. Ensuite on délaie un mélange de plâtre, de charbon pilé et de gomme arabique (1), et lorsqu'il est en consistance convenable, on en fait un rempart à la face extérieure des dents, de manière à laisser complètement libre la partie de la brèche où l'on doit placer la plaque de métal, primitivement estampée, laquelle il faut faire toucher très-intimement au derrière de toutes les dents; pour cela, il faut avoir soin d'unir et de gratter les crampons et le fil de platine qui y est soudé, afin que la plaque puisse bien s'y ajuster.

Le rempart de plâtre à non seulement pour objet de soutenir solidement les dents sur le

---

(1) On prépare de ce mélange à l'avance afin de s'en servir quand on en a besoin;

Voici la formule que j'emploie;

Plâtre une livre, charbon pilé 2 onces, gomme arabique une once. Il faut aussi que le modèle sur lequel on implante les dents pour être soudées à la cuvette de platine, soit également fait avec le mélange que nous indiquons. Nous avons reconnu que cette formule permettait mieux de fixer les dents, et surtout facilitait singulièrement l'opération de la soudure; rarement aussi ce modèle se trouve altéré par l'action du feu et presque jamais aucune dent ne se dérange dans cette opération, ce qui est de la plus grande importance.

moule , dans l'opération de la soudure , dont nous parlerons bientôt , mais encore de préserver l'émail de toute espèce d'altération.

On découpe du plané de platine (1) d'une épaisseur suffisante , et on l'ajuste parfaitement contre la surface intérieure des dents , de manière à suivre les moindres circonvolutions ; ce plané doit être collé avec de la gomme adragante étendue dans un peu d'eau , et l'on doit avoir soin de le faire reposer exactement sur la plaque qui est destinée à recevoir la gencive ; après avoir chargé de paillons d'or au titre (2) tous les endroits qu'il est essentiel de souder par le même coup de feu, c'est-à-dire , d'une seule fois , on doit souder toutes ces pièces de rapport, de manière qu'elles n'en fassent plus qu'une , et de la plus grande solidité.

Il est bien important de ne pas couvrir tout-à-fait avec le plané le fil de platine soudé , dans la rainure des dents ; il faut toujours le laisser un peu visible , et charger cet endroit de plusieurs paillons , et placer surtout la pièce sur

---

(1) Le plané est une lame métallique très-mince.

(2) Il faut observer de passer du borax sur tous les endroits qu'on doit souder et surtout de n'employer que du borax calciné, afin d'éviter le boursoufflement qui cause quelque fois le dérangement des objets qu'on veut souder.

les charbons, de manière que l'or coule sur le troisième crampon , ainsi que sur le fil de platine qui occupe la rainure des dents ; car sans ces précautions , on s'expose à ne pas souder entièrement les dents. Mais si, malgré tous ces soins , on ne réussit point à souder dès le premier coup tous les objets, on recharge de paillons les endroits à souder.

Il est inutile de dire que le moule sur lequel est adapté tout cet échaffaudage doit être placé sur des charbons dont on l'entoure parfaitement, et qu'on allume lentement , afin de ne pas surprendre les dents ; on chauffe l'appareil progressivement avec un chalumeau à soufflet à double courant d'air (1) , et lorsque le tout est bien rouge , on dirige spécialement la flamme sur toutes les parties à souder.

On adapte aussi de cette manière , sur les parties latérales des pièces , de petites ailes de platine , qu'on prolonge ensuite avec des lames d'or au titre, si l'on doit poser la pièce à crochets ; mais alors on emploie de la soudure au tiers.

Ou peut établir les pièces les plus compli-

---

(1) Le soufflet à souder n'est pas rigoureusement nécessaire, ceux qui ont l'habitude de souder ne l'emploient pas, moi-même très-souvent je m'en dispense.

quées comme les plus simples par cette méthode qui, dès qu'on se l'est rendue familière, est celle dont on retire le plus d'avantage.

On peut encore par le même procédé confectionner des dentiers complets, mais alors il faut que la cuvette de platine enveloppe complètement le bord alvéolaire ; puis on ajuste sur cette cuvette les dents qu'on y implante par le moyen précédemment décrit. On doit aussi les soutenir par un rempart, ainsi que nous l'avons annoncé, et ensuite ajuster sur la surface interne des dents, du plané de platine qu'on soude, comme il a été indiqué plus haut.

§. **VII**. *Procédé pour monter les Dents incorruptibles sur cuvette estampée, avant de les soumettre à la cuisson.*

Estampez d'abord une feuille de platine d'une épaisseur convenable ; disposez-la ensuite extérieurement comme s'il s'agissait d'y adapter des dents naturelles, en observant de l'échancrer à tous les endroits qui répondent aux séparations des dents. Percez ensuite à toutes les parties de la plaque où doivent être posées les dents, des trous de moyenne largeur ; fixez dans chacun de ces trous une très-petite vis d'environ une ligne et demie de largeur, mais dont

le cran soit profond ; cette vis doit être solidement fixée à la plaque au moyen d'une petite tête rivée sur la partie qui répond à la
gencive.

On met autant de petites vis que la pièce doit
avoir de dents. On prend ensuite de la pâte
de porcelaine préparée bien susceptible de se
modeler ; on en forme les dents dans des moules représentant la forme des dents naturelles ;
on les retire encore molles, sans les déformer,
s'il est possible ; ensuite on les présente par
leur talon à la pointe de la vis qu'on fait pénétrer jusqu'à ce que le talon soit en contact exact
avec la plaque. Lorsque toutes les dents sont
placées, il faut présenter le moule avec la pièce
sur la contre-partie pour la vérification ; ensuite
on laisse sécher lentement, et l'on fait le biscuit, après lequel on retouche les dents pour
en corriger les imperfections, avant de les émailler, avec celui des émaux qu'on sait être de
la nuance convenable.

Dès que l'émail est appliqué, on porte au
four cette pièce qu'il faut placer avec soin dans
la casette, afin qu'elle ne perde aucune des
dimensions qu'on lui a données.

Si après la cuisson la couleur des dents est
en rapport avec celle des dents naturelles, on
soude avec de l'or les têtes des vis qui on servi

primitivement à fixer les dents ; s'il arrive qu'il y ait quelque espace entre les dents et la plaque de platine , on peut faire couler quelques paillons pour boucher les vides , parce qu'il est très-essentiel que les pièces artificielles , même les incorruptibles, n'offrent aucun repaire aux aliments.

On peut encore , si l'on veut , couvrir toute l'étendue de la plaque d'un seul morceau de pâte , et ne former les dents qu'après avoir fait le biscuit. Il faut avoir grand soin de séparer entièrement chaque dent , car, sans cela , en cuisant , le retrait causerait des crevasses dans les endroits les plus faibles ; mais , si malgré cette précaution , il s'en faisait , il faudrait les boucher avec de la pâte , les émailler , et remettre la pièce au four.

Si , pour fixer la pièce à la bouche , on emploie du fil de soie ou de métal , on disposera les parties latérales de manière à pouvoir y percer des trous convenables ; si , au contraire , cette fixation doit se faire au moyen de petites lames élastiques , on aura la précaution de faire couler un peu d'or sur le platine , positivement à l'endroit où l'on veut placer les petites lames élastiques, cela étant nécessaire pour rendre solide la soudure au tiers qui ne le serait point, si elle était faite directement sur le platine. Il

est très-important de donner à ces petits ressorts une largeur suffisante , une élasticité convenable , et surtout de les faire entourer exactement et sans efforts les dents auxquelles ils
doivent s'adapter.

Les pièces les plus considérables , même les
dentiers complets , peuvent être exécutés par ce
procédé ; il suffit d'un peu d'habitude. Je puis
assurer qu'il me rend dans la pratique les plus
grands services.

§. VIII. *Manière de monter les Dents incorruptibles à talon.*

L'invention des dents incorruptibles est de-
venue beaucoup plus avantageuse depuis qu'on
a trouvé le moyen d'en faire avec des talons.
En effet , il fallait imiter non seulement en tout
la nature , mais encore disposer les dents incorruptibles de manière à pouvoir les monter
sur des bases métalliques , par le même procédé,
et avec la même perfection que les dents naturelles. Nous avons rendu ce travail , naguère
si difficile , d'une simplicité telle, que le Dentiste le moins habile peut l'exécuter facilement.

Lorsqu'il s'agit d'établir une pièce , le premier soin du Dentiste doit être de prendre
l'empreinte de la partie de la bouche qu'il veut

garnir de dents artificielles. Voyez cet article, section IV, parag. III.

Dès qu'il a son modèle, il doit choisir les dents de forme et de couleur convenables ; les ajuster une à une sur la plaque, les aglutiner avec de la cire molle, et lorsqu'elles sont toutes posées, il doit les présenter sur la contre-partie, afin de s'assurer si elles ne sont pas trop épaisses ; dans ce cas, il doit les diminuer partout où le contact est trop fort, et lorsqu'il s'est assuré qu'elles ne sont ni trop épaisses ni trop longues, il les monte sur la plaque.

Si la pièce renferme les grandes incisives, on commencera par celles-ci ; on introduit dans le trou de la vis un petit morceau de liège coupé en goupille qu'on laisse dépasser un peu, et qu'on marque au moyen d'un petit pinceau de plume trempé dans du vermillon délayé dans de l'huile, on présente la dent dans la position qu'elle doit avoir ; on la retire avec soin, et l'on fait un trou à la plaque dans l'endroit marqué du vermillon ; on ajuste dans le trou du talon de la dent une goupille de platine qu'on y soude avec de l'or fin ; ensuite on ajuste dans le trou de la plaque l'autre bout de la goupille qu'on coupe, en observant de la laisser un peu dépasser, afin de pouvoir la river, en appuyant la dent sur un morceau de plomb placé dans l'étau.

Lorsque les dents sont toutes posées , on essaie la pièce à la personne ; si l'on reconnaît que toutes les dents sont bien placées, on soude les têtes de toutes les goupilles avec de l'or au titre. On pare ensuite la pièce ; on la polit , et on la met en place. Voyez ces divers articles.

§. IX. *Manière de monter des Dents incorruptibles sur des plaques d'or , au moyen de vis.*

Il semblait difficile, pour ne pas dire impossible , de fixer des dents incorruptibles sur des plaques d'or , comme on le fait souvent pour les dents naturelles (1).

Nous avons tenté ce travail , plutôt pour donner la preuve qu'on peut monter les dents incorruptibles de toutes sortes de manières , que dans le but d'indiquer un procédé supérieur à ceux que nous avons déjà décrits.

Pour que les dents incorruptibles soient sus-

---

(1) Il n'est peut être pas inutile de dire ici que le meilleur procédé pour monter les dents naturelles est celui qui consiste à les fixer avec des vis. C'est le moyen que j'emploie, et je pense que la supériorité de mes ouvrages est due à ce procédé.

ceptibles d'être montées à vis, il faut d'abord en tarauder le trou, avant d'implanter le crampon dans la dent ; ensuite ajuster les dents sur la plaque une à une, par les moyens indiqués ailleurs ; s'assurer où il faut faire le trou, par le moyen d'une goupille de liège, qu'on introduit dans le trou du crampon, et qu'on a soin d'imbiber de vermillon mélangé avec l'huile ; ensuite on repasse le tarau dans le trou du crampon, afin de rétablir le passage de la vis qui a pu se déformer pendant la cuisson des dents.

On fait une vis, avec du fil d'or au titre, d'une grosseur qui soit en rapport avec le tarau ; le fil doit être suffisamment gros, afin de pouvoir ménager à la vis une tête assez forte pour fixer la dent à la plaque, et pour donner la facilité de faire au milieu de cette tête un cran assez profond pour admettre le tournevis destiné à monter et à démonter les dents.

Il faut avoir la précaution de rendre les trous de la plaque assez grands pour que les vis y entrent aisément, et de les fraiser un peu pour rendre moins saillantes les têtes qui pourraient, dans certains cas, offenser les gencives, ou tout au moins, empêcher la pièce d'y reposer d'aplomb.

Ce procédé est brillant, mais son exécution demande beaucoup de soins ; il est par conséquent plus long que ceux que nous avons déjà indiqués, et que nous mettons le plus souvent en pratique.

§. X. *Manière de dérocher les pièces artificielles de Dents incorruptibles.*

Tous les métaux, en passant au feu, perdent leur éclat, au point que ce n'est souvent qu'avec peine qu'on parvient à le leur redonner.

Le platine est de tous les métaux celui dont la couleur se ternit le moins en le faisant rougir ; mais comme pour le souder, on emploie ordinairement de l'or au titre, et même de la soudure, il convient, quand on a fait une pièce, de la faire dérocher avec soin ; pour cela, on la met dans un dérochoir de platine dans lequel on a eu le soin de mettre de l'eau ordinaire avec un peu d'eau forte qu'on fait bouillir pendant un instant ; et l'on ne retire la pièce artificielle pour la brosser dans de l'eau ordinaire, que lorsque l'eau-seconde est refroidie ; cette précaution est nécessaire pour éviter les gerçures de l'émail.

Cependant il peut arriver que, malgré le dérochage, les dents restent noires, parce qu'on n'a pas rendu l'eau assez acide ; dans ce cas, il faut faire macérer la pièce dans de l'eau forte

pure, et si cela ne suffit point pour faire disparaître les taches, il faudra les poncer légèrement pour les détruire. C'est même ce qu'on
est souvent forcé de faire pour affaiblir la trop
grande vivacité de l'émail des dents incorruptibles qui, quelquefois, contraste mal avec celui
des dents naturelles qu'elles avoisinent.

Pour nettoyer les pièces incorruptibles qui
ont été portées, il suffit de les faire macérer
dans de l'eau forte pure.

§. XI. *Manière de polir les pièces artificielles de Dents incorruptibles.*

Dans les paragraphes précédents, nous avons
indiqué les moyens de fabriquer les pièces de
dents incorruptibles, les plus simples comme les
plus compliquées ; mais nous croyons encore
nécessaire de faire observer ici, qu'il ne suffit
point que ces pièces soient bien ajustées et coor-
données dans toutes leurs parties, et qu'elles
imitent parfaitement la nature, il est encore indispensable, pour ne laisser rien à désirer, qu'elles soient polies convenablement, car, on ne saurait en disconvenir, toutes les pièces artificielles mal finies perdent beaucoup de leur prix.

Après qu'une pièce a été bien dérochée, il
faut unir avec un grattoir toutes les aspérités

du métal , le poncer ensuite avec un morceau de pierre ponce mouillé , et pour unir encore davantage le métal , il faut le frotter dans toutes ses parties avec des petits morceaux de bois blanc trempés dans de la ponce fine mouillée , et lorsqu'il est bien uni , on l'éclaircit, en le frottant avec de la peau douce et du blanc-d'Espagne.

Si , malgré tout ce qu'on a déjà fait pour rendre le métal bien brillant , il ne l'est pas encore assez , il faut le brunir avec soin.

§. XII. *Fixation des pièces de Dents artificielles incorruptibles.*

Dans le paragraphe II de la quatrième Section de cet ouvrage , nous avons parlé des divers modes qui servent à fixer à la bouche les dents incorruptibles ; mais malgré tout ce que nous avons déjà dit sur cet article , nous croyons encore utile de répéter ici , qu'avant d'adapter une pièce on ne saurait trop s'assurer si elle pose bien d'aplomb sur les gencives , et surtout se convaincre que les trous dans lesquels doivent passer les fils destinés à la fixer sont percés où il convient , et si ce sont des lames élastiques dont on se sert pour cet objet , avoir le soin qu'elles

contournent bien autour des dents et sans effort, afin de ne pas les fatiguer.

C'est principalement dans cette dernière opération que le Dentiste doit mettre le plus d'attention, car la moindre négligence à cet égard
pourrait avoir les effets les plus nuisibles ; enfin, le praticien instruit ne pose une pièce que
lorsqu'il est certain qu'elle est parfaitement co-
ordonnée, et qu'elle ne peut offenser les gencives ni les dents voisines.

Si les pièces à attaches et à lames élastiques
exigent de la part du Dentiste les soins les
plus minutieux, le placement des dentiers complets à ressort avec leviers en exige encore davantage ; aussi, pour réussir complètement dans
cette opération, le Dentiste a-t-il besoin d'avoir
non seulement beaucoup de talent, mais encore
une grande patience.

CONCLUSION.

Depuis long-temps nous étions animés du
désir d'être utile à nos confrères, soit de la
Capitale, soit des départements, en mettant à
leur portée les moyens peu connus de confectionner les dents incorruptibles.

Jusqu'alors, la plupart des Dentistes n'avaient
guère pu recueillir sur les procédés à suivre et

sur les matières à employer que des notions inexactes et confuses , ce qui les mettait dans la dépendance de quelques confrères, et favorisait le monopole de quelques hommes avides. Nous avons voulu faire cesser cet état de choses, et nous n'aurions pas attendu jusqu'au moment actuel pour publier cet ouvrage , que nous avions conçu depuis plusieurs années , sans quelques circonstances imprévues et peu favorables à cette publication.

Avant d'abandonner un sujet sur lequel je crois avoir laissé peu à dire , je dois prévenir ceux de mes lecteurs qui l'ignorent, que lors de la controverse qui eut lieu en 1808, relativement aux dents incorruptibles , je me prononçai dans un opuscule imprimé à cette époque contre l'adoption exclusive de cette découverte; et en cela , mon exemple fut suivi par l'un des premiers Dentistes de la Capitale (1).

Je dois dire aussi que le charlatanisme avec lequel ces dents incorruptibles étaient offertes au public par un soi-disant inventeur (2), et la proscription dont on voulait frapper tous les autres moyens , m'inspirèrent contre cette invention nouvelle des préventions exagérées qui , depuis,

---

(1) Ricci.
(2) M. Fonzi.

se sont dissipées devant l'étude et l'expérience ; ce serait donc à tort qu'on prétendrait me mettre en contradiction avec moi-même, et se prévaloir d'une première opinion émise à la hâte, pour réfuter l'ouvrage que j'ai l'honneur d'offrir aujourd'hui au public.

Quant à mes confrères, j'espère que les détails de fabrication dans lesquels je suis entré, leur paraîtront suffisants pour les diriger dans leurs essais opératoires ; au reste, si de nouvelles explications leur étaient nécessaires, je les préviens qu'ils peuvent s'adresser à moi, soit par écrit, soit autrement, et que je me ferai un vrai plaisir de leur donner tous les renseignemens propres à les diriger et à éclairer leur inexpérience.

FIN.

TABLE

DES

MATIÈRES,

CONTENUES DANS CET OUVRAGE.

PREMIÈRE SECTION.

DEUXIÈME SECTION.

QUATRIÈME SECTION.

(189)

CINQUIÈME SECTION.

ERRATA.

Première section, page 2, ligne 24, Hypocrate, *lisez* Hyppocrate. — Page 3, lignes 1 et 16, Hypocrate, *lisez* Hyppocrate.

Troisième section, page 105, formule N°. XXVII, ligne 5, d'encollage, *lisez* d'engommage. — A la note de la même page, d'encollage, *lisez* d'engommage.

Cinquième section, page 153, ligne 22, d'encollage, *lisez* d'engommage.

www.ingramcontent.com/pod-product-compliance
Lightning Source LLC
LaVergne TN
LVHW020203030726

842520LV00003B/857